# 123 Anaesthesiologie und Intensivmedizin
# Anaesthesiology and Intensive Care Medicine

H. Kämmerer, K. Standfuss, E. Klaschik

# Pathologische pulmonale Kurzschlußperfusion

## Theoretische, klinische und tierexperimentelle Untersuchungen zur Variabilität

Mit 23 Abbildungen

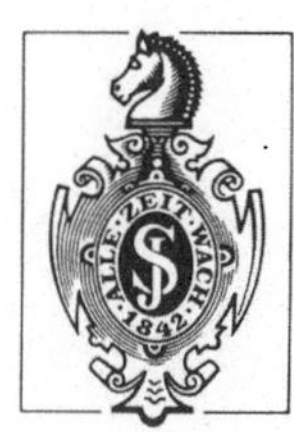

Springer-Verlag
Berlin Heidelberg New York 1979

Priv.-Doz. Dr. H. Kämmerer,
Prof. Dr. K. Standfuss,
Dr. med. E. Klaschik
Institut für Anaesthesiologie,
Universität Köln, Joseph-Stelzmann-Str. 9,
D-5000 Köln 41

ISBN-13:978-3-540-09498-2 e-ISBN-13:978-3-642-67383-2
DOI: 10.1007/978-3-642-67383-2

CIP-Kurztitelaufnahme der Deutschen Bibliothek. **Kämmerer, Hermann:** Pathologische pulmonale Kurzschlussperfusion : theoret., klin. u. tierexperimentelle Unters. zur Variabilität / H. Kämmerer ; K. Standfuss ; E. Klaschik. - Berlin, Heidelberg, New York : Springer, 1979.
(Anaesthesiologie und Intensivmedizin ; 123)
NE: Standfuss, Klaus:; Klaschik, E.:



2127/3321-543210

# Vorwort

Ein gefürchteter und häufiger Anlaß für die maschinelle Beatmung Kranker mit gestörtem pulmonalem Gaswechsel ist der pathologisch erhöhte intrapulmonale Rechts-Links-Shunt. Er entsteht, wenn mehr oder weniger ausgedehnt Anteile des Lungenparenchyms nicht mehr belüftet werden. Verteilte und konsolidierte Atelektasen, entzündliche Infiltration, interstitielles und intraalveoläres Ödem, bzw. der hier fehlende Kontakt von inspiriertem Gas zum Blut, führen zur Beimischung variabler Mengen venösen Blutes zum arterialisierten Kapillarblut aus noch regelrecht belüftbaren Lungenanteilen.
Die Arbeit beginnt mit ihrem theoretischen Teil mit der Darstellung einer allgemeinen Beziehung, in die die fünf wesentlichen, die Oxygenierung des arteriellen und venösen Mischblutes beeinflussenden Variablen gebracht wurden. Es sind dies: die inspiratorische Sauerstoffkonzentration, der Haemoglobingehalt, die Sauerstoffaufnahme, das Herzminutenvolumen und der intrapulmonale Rechts-Links-Shunt. Die graphisch dargestellten Lösungen dieser Beziehung geben dem die Respiratortherapie überwachenden Arzt die Möglichkeit, beispielsweise die Auswirkung einer ansteigenden pulmonalen Kurzschlußperfusion bei konstant vorgestellten übrigen Variablen auf die Bilanz aktueller Sauerstoffbedarf – z.Zt. der Messung möglicher Sauerstofftransport, vorauszusagen. Gleiches gilt für die Beurteilung einer isolierten, spontanen oder induzierten Änderung der anderen genannten Faktoren.
Im zweiten und dritten Teil der Arbeit finden sich praktische Untersuchungen, die sowohl an beatmeten Kranken als auch – unter strenger kontrollierbaren experimentellen Bedingungen – an Tieren vorgenommen wurden. Hier fand sich das Ausmaß der kurzschlußbedingten arteriellen Hypoxämie einerseits abhängig vom Anteil nichtbelüftbaren Lungenparenchyms, aber vor allem von der Größe der hier bestehenden Perfusion. Größe und regionale Verteilung der Perfusion in Kapillargebiete belüfteten und nichtbelüfteten Lungenparenchyms werden im unterschiedlichen Ausmaß von der Gesamtperfusion selbst sowie dem Beatmungsdruck im belüftbaren Teil der Lunge beeinflußt.
Die Ergebnisse zeigen, unter welchen Voraussetzungen aus dem erhöhten intrapulmonalen Rechts-Links-Shunt auf das wahre Ausmaß der pulmonalen Schädigung geschlossen werden kann. Zusammen mit der theoretischen Untersuchung liefern sie den Ansatz für eine begründbare Steuerung einer Respiratortherapie.

Köln, im Februar 1979 H. Kämmerer

# Inhaltsverzeichnis

# I. Einleitung

Um die Jahrhundertwende gewann die Frage nach der Größe der Durchblutung einer einseitig kollabierten Lunge besonderes klinisches Interesse. Die Behandlung tuberkulöser Kavernen nach Anlegen eines Pneumothorax führte abhängig vom Ausmaß der entstandenen Atelektase und der damit verbundenen Zumischung venösen Blutes zu einem Abfall des arteriellen Sauerstoffgehaltes. Diese Komplikation war gefürchtet, weil die für den Kranken bedrohliche Situation selbst durch Atmen von reinem Sauerstoff nicht in jedem Fall zu beherrschen war. Nachdem tierexperimentelle Untersuchungen zu diesem Problem widersprechende Ergebnisse gezeigt hatten (26, 130), fand Sackur 1897 (131) erstmals einen rechnerischen Weg, das Verhältnis der Perfusion der Atelektase zur Perfusion der belüfteten Lunge näherungsweise zu bestimmen. Dreißig Jahre später legte Weiss (152) eine neue Formulierung vor. Er berechnete den durch die belüftete Lunge fließenden Anteil des Herzminutenvolumens und erreichte eine größere Genauigkeit, indem er den Sauerstoffgehalt in der damals als Kollapsblut bezeichneten venösen Zumischung bestimmte und nicht – wie zuvor Sackur – eine arteriovenöse Sauerstoffgehaltsdifferenz nur annahm.
Die heute allgemein akzeptierte Formel (Abb. 1) zur Bestimmung der Durchblutung nicht belüfteter Lungenareale hat Berggren 1942 (16) angegeben. Die mathematische Formulierung ergibt sich aus der in die erste Abbildung übertragenen Überlegung, daß sich das gesamte, den linken Ventrikel in der Zeiteinheit verlassende Blut ($\dot{Q}$) mit dem arteriellen Sauerstoffgehalt ($O_2\bar{a}$) zusammensetzt aus einem Teilstrom ($\dot{Q}s$), der nach Passage nicht belüfteter Alveolen unverändert den gemischtvenösen in der A. pulmonalis meßbaren Sauerstoffgehalt ($O_2\bar{v}$) aufweist und einem Teilstrom ($\dot{Q} - \dot{Q}s$), der nach Passage regelrecht belüfteter Alveolen den linken Vorhof mit endkapillärem Sauerstoffgehalt ($O_2\acute{c}$) erreicht.
Der Sauerstoffgehalt dieses arterialisierten Kapillarblutes ($O_2\acute{c}$) ist u.a. eine Funktion des Sauerstoffpartialdrucks der zugehörigen Alveolen ($PAO_2$), welcher bei Atmung hyperoxischer Gemische dem Sauerstoffpartialdruck dieses Kapillarblutes gleicht (10). Enthält das inspirierte Gas mehr als 50% Sauerstoff, so wird nach Abzug der Summe der Partialdrucke für Stickstoff, Kohlendioxid und Wasserdampf bei Körpertemperatur der $PAO_2$ auf Meereshöhe immer noch mehr als 300 Torr betragen. Unter der Annahme, daß mit Diffusionshindernissen für Sauerstoff unter diesen Bedingungen nicht zu rechnen ist, kann der Sauerstoffgehalt im endkapillären Blut regelrecht belüfteter Alveolen als Summe der an das Hämoglobin gebundenen und im Vollblut physikalisch gelösten Sauerstoffmenge ermittelt werden.
Die an das Hämoglobin gebundene Sauerstoffmenge ergibt sich aus der Sauerstoffkapazität des gegebenen Hämoglobingehaltes und dem Anteil Oxyhämoglobin am Gesamthämoglobin, der Sauerstoffsättigung ($SO_2$). Die Sauerstoffkapazität ist das Produkt aus der Hämoglobinkonzentration und dem maximalen Sauerstoffbindungsvermögen (Hüfnersche Zahl 1,36 ml $O_2$ STPD/g Hb 72, 135, 136). Die Sauerstoffsättigung ist unter sonst konstanten Bedingungen eine Funktion des Sauerstoffpartialdrucks ($O_2$-Dissoziationskurve).
Die im Blut physikalisch gelöste Sauerstoffmenge ergibt sich aus dem Löslichkeitskoeffizienten ($\alpha$) des Sauerstoffs im Vollblut. Bei Körpertemperatur beträgt er etwa 0,003 ml/100 ml/mm Hg.

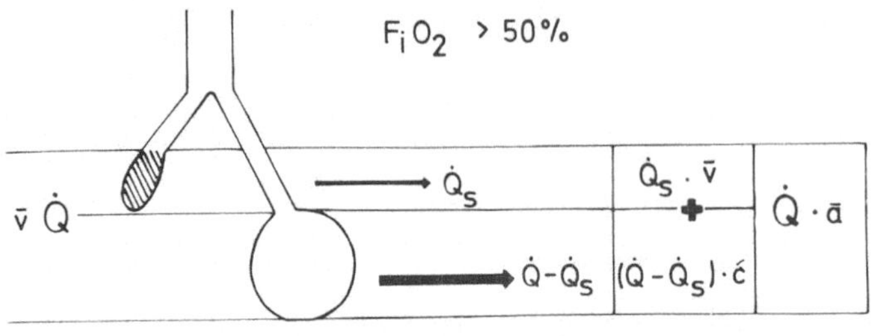


$$\dot{Q}\cdot\bar{a} = \dot{Q}_S\cdot\bar{v} + (\dot{Q}-\dot{Q}_S)\cdot\acute{c}$$

$$\dot{Q}_S/\dot{Q} = \frac{\acute{c}-\bar{a}}{\acute{c}-\bar{v}}$$

**Abb. 1.** Schematische Darstellung einer pulmonalen Kurzschlußdurchblutung.
Das Kapillarbett der oberen, nicht belüfteten Alveole wird von Blut durchströmt ($\dot{Q}s$ = pulmonale Kurzschlußperfusion, dünner Pfeil), das den *meßbaren*, gemischtvenösen $O_2$-Gehalt ( $\bar{v}$ = $O_2$-Gehalt in der A. pulmonalis) beibehält. Das durch das Kapillarbett der unteren, regelrecht belüfteten Alveole strömende Blut ($\dot{Q}$ – $\dot{Q}s$, dicker Pfeil) hat nach Oxygenierung den endkapillären, *errechenbaren* $O_2$-Gehalt ($\acute{c}$). Nach Durchmischung der Teilströme ergibt sich als Summe das gesamte, in der Zeiteinheit durch die Lunge zirkulierende Blutvolumen ($\dot{Q}$) mit dem *meßbaren*, arteriellen $O_2$-Gehalt ($\bar{a}$). Dieser Sachverhalt ist mit dem oberen algebraischen Ausdruck wiedergegeben. Durch Umformung dieses Ausdrucks kann die Kurzschlußperfusion als relative Größe, nämlich als Anteil am Herzzeitvolumen, in Gestalt eines Differenzen-Quotienten von Blut-Sauerstoffgehalten (untere Formel) dargestellt werden

Für den endkapillären Sauerstoffgehalt ($O_2\acute{c}$) ergibt sich somit:

$$O_2\acute{c} = Hb \cdot 1.36 \cdot \frac{SO_2}{100} + PAO_2 \cdot \alpha$$

Unter Hyperoxie ($FiO_2 > 50\%$ auf Meereshöhe) läßt sich demnach das Ausmaß der Zumischung pulmonalarteriellen Blutes nach Messung des arteriellen und gemischtvenösen Sauerstoffgehalts ($O_2\bar{a}$, $O_2\bar{v}$) und Errechnung des endkapillären Sauerstoffgehalts ($O_2\acute{c}$) bestimmen als das Verhältnis der Blutmenge, die am pulmonalen Gasaustausch nicht teilnimmt, zum gesamten Herzminutenvolumen. Diese Größe nennt man „intrapulmonaler Rechts-Linksshunt."
Wird die gleiche Bestimmung bei einem Sauerstoffpartialdruck im inspirierten Gas von weniger als 50% oder gar bei Luftatmung vorgenommen, so wird die „scheinbare venöse Beimischung" bestimmt. Sie setzt sich zusammen aus intrapulmonalem Rechts-Linksshunt und Beimischung mindergesättigten Blutes infolge Diffusionsstörung sowie räumlich und zeitlich (143, 144) unterschiedlicher Ventilations-Perfusionsverhältnisse.
Eine weitere Begriffsklärung erfordert die Erwähnung des „anatomischen Shunts". Unter physiologischen Bedingungen entsteht er aus Zumischung venösen Blutes in die Vv. pulmonales über das zweite Kapillarbett der Lunge, den Bronchialkreislauf sowie über Kurzschlußverbindungen zwischen venösem Teil des Koronarkreislaufs und den linken Herzhöhlen, den Vv. minimae cordis (Thebesii). Seine Größe beträgt weniger als 3% des Herzminutenvolumens (5, 6, 25, 56, 59, 102, 104, 132). Unter pathologischen Bedingungen wird ein Absinken des arteriellen $O_2$-Gehalts bei chronischer Leberzirrhose zumindest teilweise über einen Kurzschluß zwischen Portalvenen- und Lungenvenenblut erklärt (30, 157). Ein kardialer Rechts-Linksshunt auf der Ebene der Herzkammern, der Vorhöfe oder

der großen Gefäße ist bei Verwendung der Sauerstoffmethode mit Hyperoxie von einem pulmonalen Rechts-Linksshunt nicht zu trennen.
Patienten, bei denen ein anatomischer Rechts-Linksshunt pathognomonische Bedeutung erlangt, sind selten im Verhältnis zu den Patienten mit lebensbedrohlich erhöhtem intrapulmonalem Rechts-Linksshunt, deren Anzahl in den letzten Jahren steil anstieg (145). Wenn der intrapulmonale Rechts-Linksshunt in der Klassifizierung der Lungenfunktionsstörungen nur eine untergeordnete Rolle spielt und in der Reihe: Ventilationsstörung, Perfusionsstörung, Diffusionsstörung und Verteilungsstörung als Extrem einer Verteilungsstörung rangiert, so muß man wissen, daß er bei der Behandlung beatmeter Patienten im Gegensatz dazu als häufigste und relevanteste Lungenfunktionsstörung überhaupt anzusehen ist. Von 100 auf der Chirurgischen Intensivstation der Universitätsklinik Köln-Lindenthal beatmeten Patienten weisen 80 einen intrapulmonalen Rechts-Linksshunt von mehr als 20% des Herzminutenvolumens auf (78). Je größer der intrapulmonale Rechts-Linksshunt ist, um so ausgeprägter soll die morphologische Schädigung der Lunge und um so schlechter die Prognose sein (27, 99, 158, 159).
War um die Jahrhundertwende die Behandlung einer im Zusammenhang mit Tuberkulose entstandenen Kaverne mittels Anlage eines Pneumothorax bzw. die dabei entstandene Atelektase häufiger Anlaß einer massiv gesteigerten intrapulmonalen Kurzschlußperfusion, so sind es heute Krankheitsbilder, deren Existenz nur durch die Möglichkeit einer modernen Respiratortherapie begründet ist: Das Thoraxtrauma mit Herzkontusion, die Lungenkontusion, die massive Aspiration, das lebensbedrohliche Lungenödem, die massive entzündliche Infiltration, Zustand nach hämorrhagischem oder septischem Schock, Massentransfusion, Atemnotsyndrom der Neugeborenen – um nur einige zu nennen. Hinzu kommt die häufig diskutierte Schädigung der Lunge durch die Langzeitbeatmung selbst – möglicher Einfluß hoher Atemdrucke (61, 106), hoher Sauerstoffkonzentration der Inspirationsluft (7, 36, 106), Infektion (106, 146). Alle genannten primären oder sekundären Schädigungen der Lunge finden ihren Ausdruck in einem erhöhten intrapulmonalen Rechts-Linksshunt. Die Kenntnis seiner Größe ist Voraussetzung einer begründbaren Indikation für Beginn, Steuerung, Überwachung und Beendigung einer Respirator- und Intensivtherapie.
Versteht man unter „Respiration" das Zusammenspiel von pulmonalem Gaswechsel, Gastransport und Gaswechsel im Gewebe, so erlaubt im Falle der respiratorischen Insuffizienz die Bestimmung des intrapulmonalen Rechts-Linksshunts eine zwischen den Teilfunktionen der Respiration differenzierende Beurteilung.

## II. Fragestellung

*a) Theoretische Fragestellung.* Ein intrapulmonaler Rechts-Linksshunt führt zu einem Absinken des arteriellen Sauerstoffgehalts. Das Ausmaß der arteriellen Hypoxämie wird jedoch nicht allein von der Größe des intrapulmonalen Rechts-Linksshunts bestimmt, sondern hängt ganz wesentlich – dies weist schon die Shuntformel (Abb. 1) aus – vom gemischtvenösen $O_2$-Gehalt ab, mit dem das vom rechten Herzen ausgeworfene Blut in die Lunge einströmt. Der arterielle $O_2$-Gehalt wird bei gleichgroßer Kurzschlußperfusion um so niedriger sein, je niedriger der Sauerstoffgehalt im Blut der A. pulmonalis ist. Der gemischtvenöse Sauerstoffgehalt wiederum stellt eine Bilanzgröße dar, die abhängt vom inspiratorischen Sauerstoffpartialdruck, vom Herzminutenvolumen, dem Gehalt an Hämoglobin und seiner Sauerstoffaffinität und der Sauerstoffaufnahme. Damit sind die wichtigen Variablen der Sauerstoffversorgung als Teil der äußeren Atmung genannt. Die Auswirkung eines veränderlichen intrapulmonalen Rechts-Linksshunts auf das Zusammenspiel dieser Variablen läßt sich mit Hilfe einer modifizierten Shuntformel allgemein beschreiben. Diesem Problem gilt der erste, theoretische Teil der Arbeit.

*b) Klinische Fragestellung.* In der Wach- und Intensivpflegestation der Chirurgischen Klinik Köln-Lindenthal wurden im Zusammenhang mit der Überwachung und Steuerung einer Respirator- und begleitenden Intensivtherapie seit 1971 bei allen langfristig beatmeten Patienten routinemäßig auch die Kohlendioxidproduktion/min, Herzminutenvolumen und intrapulmonaler Rechts-Linksshunt oft mehrfach in 24 Stunden gemessen. Es handelt sich um Patienten nach geplanten thoraxchirurgischen, kardiochirurgischen und großen abdominellen Eingriffen sowie um Patienten nach schwerem Trauma. Die Meßergebnisse verwirren auf den ersten Blick. Sie lassen jedenfalls keineswegs den Schluß zu, daß ein bestimmter Prozentsatz am Shuntvolumen einem gleich großen Prozentsatz nicht belüfteten Lungenparenchyms entspricht. Wurden mehrere Bestimmungen beim gleichen Patienten in zeitlich engem Abstand durchgeführt, so waren darüber hinaus bei einigen Patienten Änderungen des intrapulmonalen Rechts-Linksshunts meßbar, ohne daß nach anderen klinischen Kriterien – Auskultationsbefund, Röntgenbild – die Lunge „schlechter" oder „besser" geworden war. Schwankungen des intrapulmonalen Rechts-Linksshunts erschienen dann besonders deutlich, wenn sich das Herzminutenvolumen änderte oder die Atemdrucke durch eine Variation der Respiratoreinstellung verändert wurden.
Im klinischen Teil dieser Arbeit soll deshalb versucht werden, eine Übersicht in die Vielfalt der Befunde zu bringen. Hierfür wurde der Frage nachgegangen, mit welchem Grad an Sicherheit bei veränderlichem intrapulmonalem Rechts-Linksshunt und Herzminutenvolumen entschieden werden kann, ob sich das Verhältnis belüfteter zu unbelüfteten Alveolen geändert hat oder ob die veränderte Größe des intrapulmonalen Rechts-Linksshunts eine geänderte Perfusion eines gleich gebliebenen Anteils nicht belüfteter Alveolen anzeigt.

*c) Experimentelle Fragestellung.* Es liegt in der Natur klinischer Beobachtungen, daß sie häufig unter wenig definierten Bedingungen gemacht werden müssen. Für Untersuchungen der Variabilität des intrapulmonalen Rechts-Linksshunts gilt diese Feststellung in besonders hohem Maße. Es erschien uns deshalb sinnvoll, im Tierexperiment exakt kontrollierbare Versuchsbedingungen zu schaffen. So wurde an Hunden eine definierte und kontrollierbare Atelektase als morphologisches Substrat für einen intrapulmonalen Rechts-Linksshunt geschaffen, indem die linke Lunge durch einen endobronchialen Block von der Ventilation ausgeschlossen wurde. Die Ergebnisse aus diesen Untersuchungen zur Frage der Variabilität des intrapulmonalen Rechts-Linksshunts bei Änderung des Herzminutenvolumens und Änderung der Atemdrucke werden im dritten Teil der Arbeit vorgelegt.

# III. Theoretische Untersuchungen

## 1. Allgemeine Beziehungen zwischen intrapulmonalem Rechts-Linksshunt und Oxygenierung des Blutes

Aus der Kurzschlußgleichung

$$(1) \qquad \dot{Q}s/\dot{Q} = O_2\acute{c} - O_2\bar{a}/O_2\acute{c} - O_2\bar{v}$$

und der Beziehung

$$(2) \qquad O_2\bar{a} = O_2\bar{v} + avDO_2$$

kann der gemischtvenöse Sauerstoffgehalt ($O_2\bar{v}$) berechnet werden:

$$(3) \qquad O_2\bar{v} = O_2\acute{c} - \frac{avDO_2}{1 - \dot{Q}s/\dot{Q}}$$

Läßt man die physikalisch gelöste Sauerstoffmenge im gemischtvenösen Blut unberücksichtigt, so gilt:

$$(4) \qquad S\bar{v}O_2 = \frac{O_2\bar{v} \cdot 100}{Hb \cdot 1.36}$$

Setzt man (3) in (4) ein und ersetzt die arteriovenöse Sauerstoffgehaltsdifferenz ($avDO_2$) entsprechend der Fick'schen Gleichung durch das Verhältnis Sauerstoffaufnahme pro Minute ($\dot{V}O_2$ STPD) zu Herzminutenvolumen ($\dot{Q}$, so gilt für die gemischtvenöse Sauerstoffsättigung ($S\bar{v}O_2$) mit ausreichender Genauigkeit:

$$(5) \qquad S\bar{v}O_2 = \frac{100}{Hb \cdot 1.36} \quad (O_2\acute{c} - \frac{\dot{V}O_2/\dot{Q}}{1 - \dot{Q}s/\dot{Q}})$$

Die Formel zeigt die Abhängigkeit der gemischtvenösen Sauerstoffsättigung von fünf Variablen: intrapulmonaler Rechts-Linksshunt, Herzminutenvolumen, inspiratorischer Sauerstoffpartialdruck, Hämoglobingehalt und Sauerstoffaufnahme.
Die arterielle Sauerstoffsättigung hängt von den gleichen Variablen ab. Die allgemeine Formulierung lautet:

$$(6) \qquad S\bar{a}O_2 = \frac{100}{Hb \cdot 1.36} \quad (O_2\acute{c} + \frac{\dot{V}O_2/\dot{Q}}{1 - \dot{Q}s/\dot{Q}} - PAO_2 \cdot 0{,}003)$$

Wegen der im arteriellen Blut relativ großen physikalisch gelösten Sauerstoffmenge ist zur Berechnung der arteriellen Sauerstoffsättigung ein einfaches „trial and error"-Verfahren notwendig, welches folgendes Aussehen hat: In einer ersten Näherungslösung ergibt sich die Sauerstoffsättigung aus dem Verhältnis Sauerstoffgehalt zu Sauerstoffkapazität, für welche aus der zutreffenden Sauerstoffdissoziationskurve der Sauerstoffpartialdruck abgelesen wird.

Diesem Partialdruck entspricht eine physikalisch gelöste Sauerstoffmenge, um die im nächsten Schritt der Sauerstoffgehalt vermindert werden muß, um dann erneut durch die Sauerstoffkapazität dividiert zu werden. Das Resultat ist eine bereits genauere Sauerstoffsättigung. Dieses Verfahren wird so lange fortgesetzt, bis der Sauerstoffgehalt genau die Summe aus hämoglobingebundenem und physikalisch gelöstem Sauerstoff ausmacht, Sättigung und Partialdruck sich also exakt entsprechen.

Zusammengefaßt soll an folgender Reihenfolge der Berechnung festgehalten werden: Zuerst wird der gemischtvenöse Sauerstoffgehalt für eine bestimmte arteriovenöse Sauerstoffgehaltsdifferenz ($avDO_2$), einen bestimmten intrapulmonalen Rechts-Linksshunt und einen bestimmten Hämoglobingehalt berechnet. Durch Addition der avD erhält man den arteriellen Sauerstoffgehalt. Danach kann die arterielle Sauerstoffsättigung ermittelt werden.

## 2. Intrapulmonaler Rechts-Linksshunt zwischen 20 und 50% des Herzminutenvolumens und Oxygenierung des Blutes

In den Abbildungen 2-8 dargestellte Diagramme sind Ergebnisse von Berechnungen, die nach Formel (5) und (6) und für eine inspiratorische Sauerstoffkonzentration von 100% durchgeführt wurden. Weitere Voraussetzung der Berechnung sind Normothermie, ein pH-Wert von 7,40, $P_B$ 760 Torr und ein mittlerer arterieller Kohlendioxiddruck von 40 Torr. Als abhängige Variable ist die Sauerstoffsättigung des arteriellen und gemischtvenösen Blutes stets der Ordinate zugeordnet. Sie ist jeweils zu einer arteriovenösen Sauerstoffgehaltsdifferenz von 1-8 Vol. % in Beziehung gesetzt, und zwar in der Weise, daß die beiden übrigen unabhängigen Variablen Hämoglobingehalt und intrapulmonaler Rechts-Linksshunt konstant gehalten wurden. Die Berechnungen wurden für einen intrapulmonalen Rechts-Linksshunt von 20, 30, 40 und 50% des Herzminutenvolumens sowie in sieben Stufen für Hämoglobingehalte zwischen 5,2 und 17,9 g % durchgeführt. Es sei hinzugefügt, daß selbstverständlich jeder Änderung der arteriovenösen Sauerstoffgehaltsdifferenz bei konstanten übrigen unabhängigen Variablen eine Änderung des Sauerstoffverbrauchs in gleicher Richtung entspricht, so daß umgekehrt die Auswirkungen eines geänderten Sauerstoffverbrauchs auf die Sauerstoffsättigung ebenfalls unmittelbar aus den Diagrammen abgelesen werden können.

Allgemeine Informationen der Abbildungen sollen herausgestellt werden:

1. Mit zunehmender arteriovenöser Sauerstoffgehaltsdifferenz – bei gleichbleibendem Sauerstoffverbrauch entsprechend kleiner werdendem Herzminutenvolumen – fällt die gemischtvenöse Sauerstoffsättigung in nahezu linearer Weise ab.
2. Der Abfall der gemischtvenösen Sättigung ist um so ausgeprägter, je größer der intrapulmonale Rechts-Linksshunt ist.
3. Ansteigender Hämoglobingehalt führt bei konstanten übrigen Variablen zu einer höheren gemischtvenösen Sauerstoffsättigung.
4. Je größer der intrapulmonale Rechts-Linksshunt und je niedriger der Hämoglobingehalt, um so mehr verliert die arterielle Sauerstoffsättigung selbst bei Sauerstoffatmung an Aussagekraft bezüglich der Güte der Sauerstoffversorgung im Gewebe; d.h. die gemischtvenöse Sauerstoffsättigung kann bei größerer Kurzschlußdurchblutung der Lunge, in Anämie oder bei Kombination beider Störungen einen kritischen Wert von 70% unterschreiten, während die arterielle Sauerstoffsättigung noch in physiologischer Höhe gemessen werden kann.

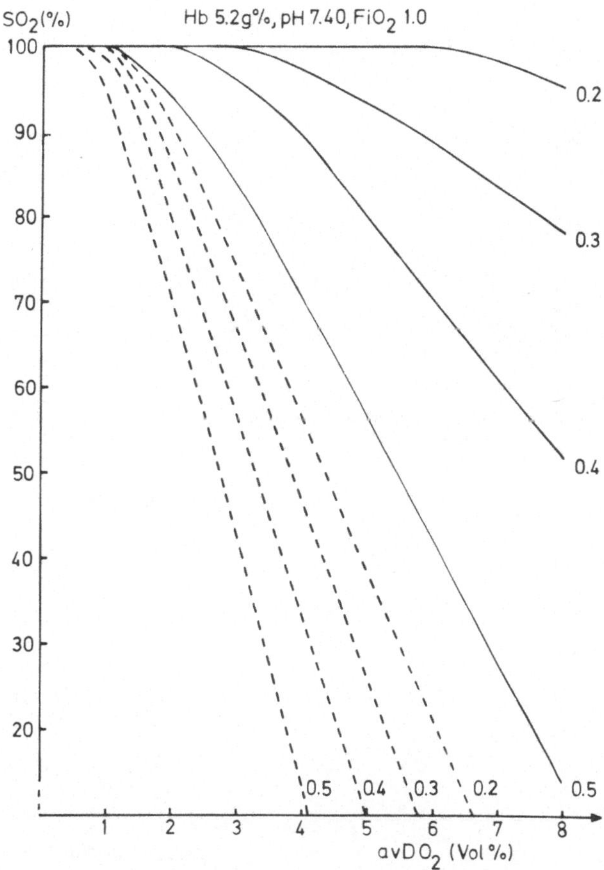


**Abb. 2.** Veränderlicher intrapulmonaler Rechts-Linksshunt und Oxygenierung des Blutes. Beziehung zwischen arteriovenöser $O_2$-Gehaltsdifferenz ($avDO_2$, Abszisse) und $O_2$-Sättigung ($SO_2$, Ordinate) im arteriellen (durchgezogene Kurven) und gemischtvenösen Blut (unterbrochene Kurven) für pulmonale Kurzschlußperfusionen von 20, 30, 40 und 50% des Herzminutenvolumens (als Parameter mit 0,2 – 0,5 gekennzeichnet). Das Diagramm wurde errechnet für einen Hb-Gehalt von 5,2 g %, einen pH-Wert von 7,40, eine inspiratorische Sauerstoffkonzentration ($FiO_2$) von 1,0 bei 1 ata sowie für Normothermie und einen arteriellen Kohlendioxiddruck ($P\bar{a}CO_2$) von 40 Torr.
Weil die arteriovenöse Sauerstoffgehaltsdifferenz das Verhältnis aus der $O_2$-Aufnahme ($\dot{V}O_2$) und dem Herzminutenvolumen ist ($avDO_2 = \dot{V}O_2/\dot{Q}$), kann die Abszisse dieser und der folgenden sechs Abbildungen auch für ein konstantes Herzminutenvolumen mit der unabhängigen Variablen $\dot{V}O_2$ gleichsinnig, für eine konstante $O_2$-Aufnahme mit der unabhängigen Variablen $\dot{Q}$ gegensinnig gekennzeichnet werden

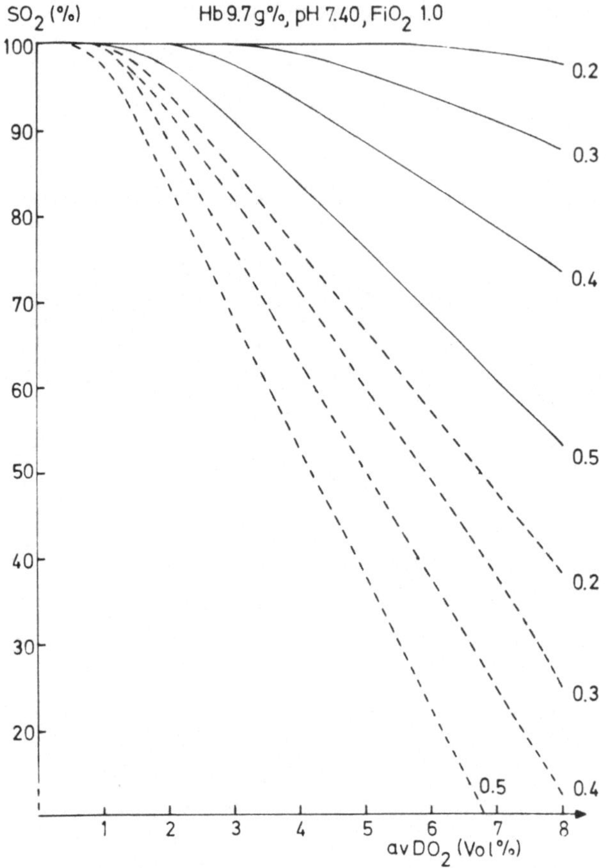


**Abb. 3.** Veränderlicher intrapulmonaler Rechts-Linksshunt und Oxygenierung des Blutes. Beziehung zwischen arteriovenöser $O_2$-Gehaltsdifferenz ($avDO_2$, Abszisse) und $O_2$-Sättigung ($SO_2$, Ordinate) im arteriellen (durchgezogene Kurven) und gemischtvenösen Blut (unterbrochene Kurven) für Kurzschlußdurchblutung der Lunge von 20, 30, 40 und 50% des Herzminutenvolumens. Das Diagramm ist für einen Hb-Gehalt von 9,7 g % errechnet. Im übrigen gelten dieselben Voraussetzungen der Berechnung und die gleiche Kennzeichnung wie in Abb.2

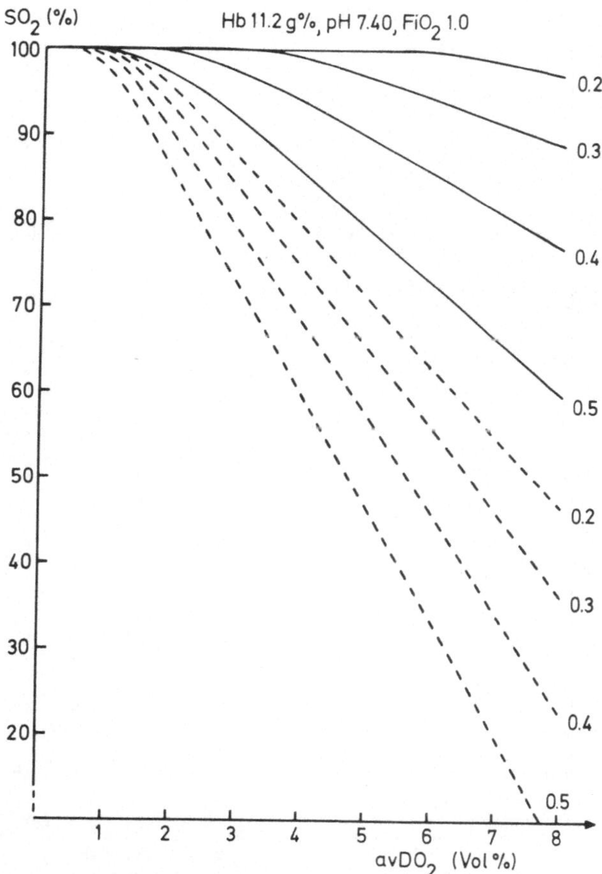


**Abb. 4.** Veränderlicher intrapulmonaler Rechts-Linksshunt und Oxygenierung des Blutes. Beziehung zwischen arteriovenöser $O_2$-Gehaltsdifferenz ($avDO_2$, Abszisse) und $O_2$-Sättigung ($SO_2$, Ordinate) im arteriellen (durchgezogene Kurven) und gemischtvenösen Blut (unterbrochene Kurven) für pulmonale Kurzschlußperfusionen von 0,2, 0,3, 0,4 und 0,5 des Herzminutenvolumens (Parameter). Das Diagramm wurde für einen Hb-Gehalt von 11,2 g % und unter den in der Legende zu Abb. 2 gemachten Voraussetzungen errechnet

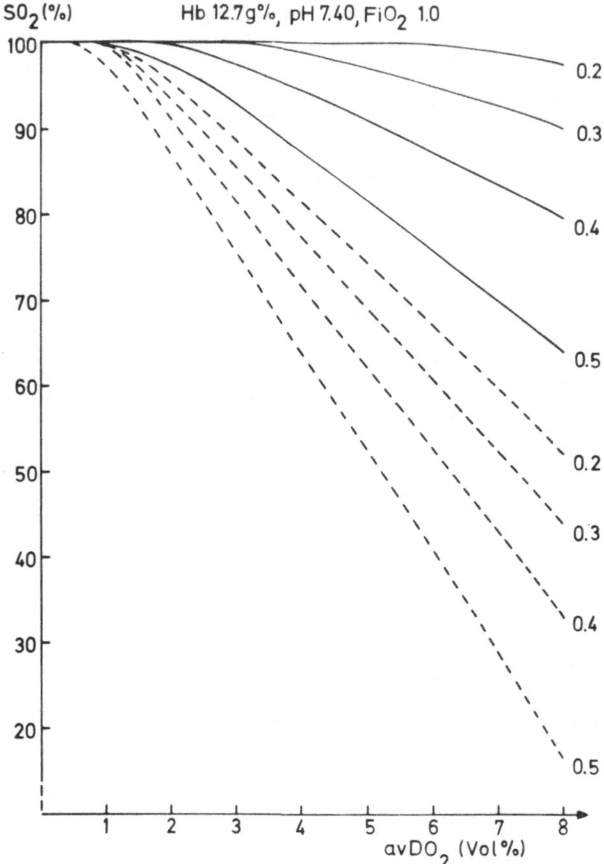


**Abb. 5.** Veränderlicher intrapulmonaler Rechts-Linksshunt und Oxygenierung des Blutes. Beziehung zwischen arteriovenöser $O_2$-Gehaltsdifferenz ($avDO_2$, Abszisse) und $O_2$-Sättigung ($SO_2$, Ordinate) im arteriellen (durchgezogene Kurven) und gemischtvenösen Blut (unterbrochene Kurven) für pulmonale Kurzschlußperfusionen von 0,2 - 0,5 des Herzminutenvolumens (Parameter). Das Diagramm wurde für einen Hb-Gehalt von 12,7 g % unter den in der Legende zu Abb. 2 gemachten Voraussetzungen errechnet

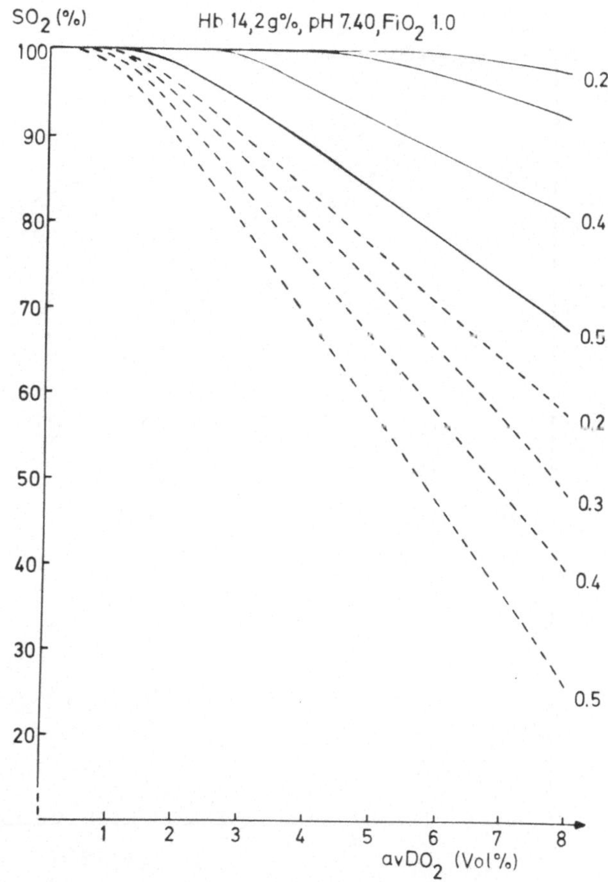


**Abb. 6.** Veränderlicher intrapulmonaler Rechts-Linksshunt und Oxygenierung des Blutes. Beziehung zwischen arteriovenöser $O_2$-Gehaltsdifferenz ($avDO_2$, Abszisse) und $O_2$-Sättigung ($SO_2$, Ordinate) im arteriellen (durchgezogene Kurven) und gemischtvenösen Blut (unterbrochene Kurven) für pulmonale Kurzschlußperfusionen von 0,2 - 0,5 des Herzminutenvolumens (Parameter). Das Diagramm ist für einen Hb-Gehalt von 14,2 g % unter den in der Legende zu Abb. 2 gemachten übrigen Voraussetzungen errechnet

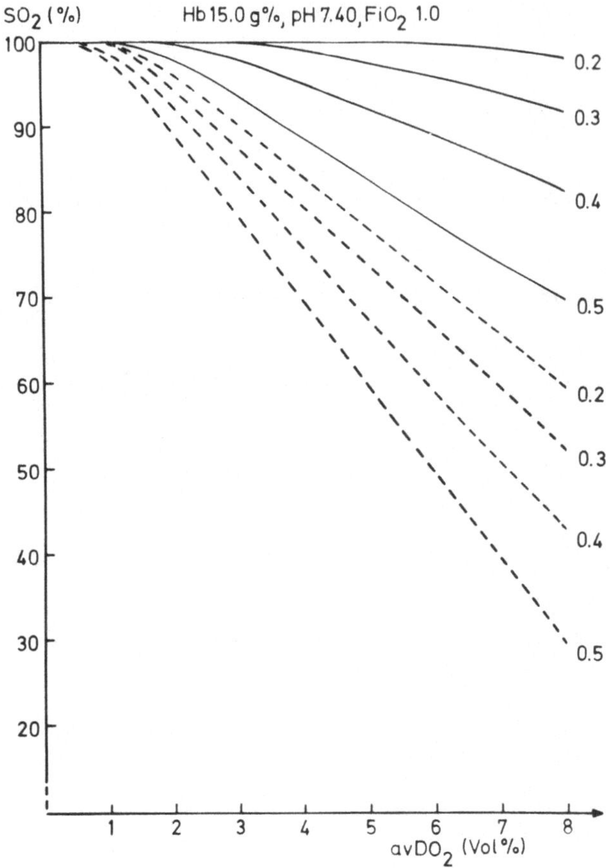


**Abb. 7.** Veränderlicher intrapulmonaler Rechts-Linksshunt und Oxygenierung des Blutes. Beziehung zwischen arteriovenöser $O_2$-Gehaltsdifferenz ($avDO_2$, Abszisse) und $O_2$-Sättigung ($SO_2$, Ordinate) im arteriellen (durchgezogene Kurven) und gemischtvenösen Blut (unterbrochene Kurven) für Kurzschlußdurchblutungen der Lunge zwischen 0,2 und 0,5 des Herzminutenvolumens (Parameter). Das Diagramm ist für einen Hb-Gehalt von 15,0 g % errechnet. Die übrigen Voraussetzungen der Berechnung sind in der Legende zu Abb. 2 aufgeführt

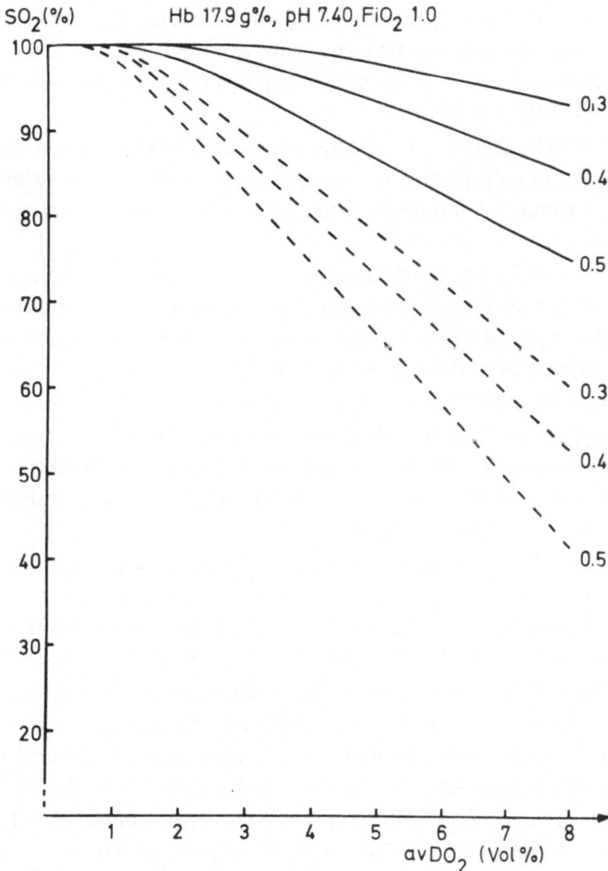


**Abb. 8.** Veränderlicher intrapulmonaler Rechts-Linksshunt und Oxygenierung des Blutes. Beziehung zwischen arteriovenöser $O_2$-Gehaltsdifferenz ($avDO_2$, Abszisse) und $O_2$-Sättigung ($SO_2$, Ordinate) im arteriellen (durchgezogene Kurven) und gemischtvenösen Blut (unterbrochene Kurven) für Kurzschlußdurchblutung der Lunge zwischen 0,3 und 0,5 des Herzminutenvolumens (Parameter). Das Diagramm wurde für einen Hb-Gehalt von 17,9 g % errechnet. Die übrigen Voraussetzungen der Berechnung sind in der Legende zu Abb. 2 aufgeführt

5. Die Auswirkung eines ansteigenden intrapulmonalen Rechts-Linksshunts auf die gemischtvenöse Sauerstoffsättigung kann kompensiert werden durch Erniedrigung des Sauerstoffverbrauchs, durch Vergrößerung des Herzminutenvolumens und durch Anhebung des Hämoglobingehaltes.

Die Nützlichkeit der Diagramme bei der Steuerung einer Respiratortherapie in Zusammenhang mit einer durch einen veränderlichen intrapulmonalen Rechts-Linksshunt verursachten Hypoxämie soll anhand von Beispielen unter Beachtung klinischer Grenzwerte gezeigt werden.

Wie aus Abb. 2 hervorgeht, erfordert ein intrapulmonaler Rechts-Linksshunt von 30% ein Herzminutenvolumen von 8 l/min (bei einer Sauerstoffaufnahme von 240 ml/min, einer arteriovenösen Sauerstoffgehaltsdifferenz von 3,0 Vol. % und den übrigen in der Legende vorausgesetzten Bedingungen), damit eine bereits leicht unter der Norm liegende gemischtvenöse Sauerstoffsättigung von 65% erwartet werden kann.

Steigt der intrapulmonale Rechts-Linksshunt auf 50% des Herzminutenvolumens an, so wird die gemischtvernöse Sauerstoffsättigung auf kritische 40% abfallen bzw. ein Herzminutenvolumen von 12 l/min erforderlich, um die gemischtvenöse Sauerstoffsättigung auf dem Normwert von 70% zu halten.

Würde sich bei einer pathologischen Kurzschlußperfusion von 30% des Herzminutenvolumens der Sauerstoffverbrauch verdoppeln, so käme dies – vorausgesetzt, das Herzminutenvolumen bleibt gleich – einer Verdoppelung der arteriovenösen Sauerstoffgehaltsdifferenz gleich. Die arterielle Sauerstoffsättigung liegt dann immer noch bei 90%; dennoch ein theoretischer Wert, wenn man bedenkt, daß die gemischtvenöse Sauerstoffsättigung unter diesen Bedingungen auf einen intra vitam nicht zu messenden Wert von unter 10% abgefallen wäre. Gleichzeitige Verdoppelung des Sauerstoffverbrauchs und Anstieg der pulmonalen Kurzschlußperfusion auf 50% würden ein Herzminutenvolumen von 24 l/min erfordern, damit gemischtvenös 70% Sauerstoffsättigung gemessen werden kann.

Zunehmender Hämoglobingehalt verringert die Auswirkung eines pulmonalen Rechts-Linksshunts auf die arterielle und gemischtvenöse Sauerstoffsättigung: Wie Abb. 3 zu entnehmen, beträgt bei einem intrapulmonalen Rechts-Linksshunt von 30% die gemischtvenöse Sauerstoffsättigung 63% bei einem Hämoglobingehalt von 9,7 g %, einer arteriovenösen Sauerstoffgehaltsdifferenz von 5 Vol. % und den in der Legende angegebenen Voraussetzungen der Berechnung. Steigt der intrapulmonale Rechts-Linksshunt unter sonst gleichbleibenden Bedingungen von 30 auf 50% an, so wird – dies kann der Abb. 7 entnommen werden – die Zufuhr von Erythrozyten bis hin zu einem Hämoglobingehalt von 15 g % den drastischen Abfall der gemischtvenösen Sauerstoffsättigung auf 40% verhindern.

Als besonders bedrohlich sind die Auswirkungen eines auch vergleichsweise geringen intrapulmonalen Rechts-Linksshunts auf die gemischtvenöse Sauerstoffsättigung in der Kombination mit schwerer Anämie, erniedrigtem Herzminutenvolumen und erhöhtem Stoffwechsel anzusehen. Wie Abb. 2 zu entnehmen, beträgt bei einem Hämoglobingehalt von 5,2 g %, einem intrapulmonalen Rechts-Linksshunt von 20%, einer arteriovenösen Sauerstoffgehaltsdifferenz von 4 Vol. % und den übrigen in der Legende angegebenen Voraussetzungen die gemischtvenöse Sauerstoffsättigung 57%. Bei einer Sauerstoffaufnahme von 200 ml/min beträgt dann das Herzminutenvolumen 5 l/min. Wird sich die Sauerstoffaufnahme um 25% des Ausgangswertes erhöhen, so wird bei sonst konstanten Variablen die gemischtvenöse Sauerstoffsättigung – entsprechend einer arteriovenösen Sauerstoffgehaltsdifferenz von 5 Vol. % – noch 37% betragen. Erhöht sich die Sauerstoffaufnahme um 50%, so fällt – entsprechend einer arteriovenösen Sauerstoffgehaltsdifferenz von 6 Vol. % und sonst kon-

stanten Variablen – die gemischtvenöse Sauerstoffsättigung auf 21% ab. Beide Werte sind nach klinischer Erfahrung mit dem Leben auf Dauer nicht vereinbar.
Umgekehrt liegt die Chance der Kompensation eines pathologisch erhöhten intrapulmonalen Rechts-Linksshunts bei schwerer Lungeninsuffizienz in der Erhöhung des Herzminutenvolumens, einer Herabsetzung des Stoffwechsels (Schmerzbekämpfung, Behandlung psychischer Unruhe, Fieberbekämpfung, Unterkühlung in Narkose) sowie in der Vermeidung einer Anämie.

# IV. Klinische Untersuchungen

## 1. Methodik

*a) Untersuchte Patienten.* Mehr als 2000 Bestimmungen des Sauerstoffverbrauchs, des Herzminutenvolumens und des intrapulmonalen Rechts-Linksshunts lagen zur Auswertung vor. Die Ergebnisse stammen von Patienten, die von November 1971 bis November 1975 auf der Intensivtherapiestation der Chirurgischen Universitätsklinik Köln-Lindenthal beatmet werden mußten. Es handelt sich um Patienten nach geplanten Eingriffen aus dem Bereich der Abdominal-, Gefäß- und Thoraxchirurgie, kardiochirurgische Eingriffe mit Einsatz der extrakorporalen Zirkulation, um Patienten nach schwerem Trauma oder aber um Kranke nach vergleichsweise geringer operativer Belastung, aber mit präoperativ kardial und pulmonal eingeschränkten Reserven. Auf eine weitergehende Differenzierung der Patienten wird in der vorliegenden Arbeit verzichtet. Allen Kranken gemeinsam sind die Methoden der Überwachung und das Bestehen einer ausgeprägten respiratorischen Insuffizienz, die ein Überleben ohne langfristige Beatmung nach bisheriger Erfahrung ausschließt.

*b) Meß- und Rechengrößen zur Respiratortherapie.* Seit November 1971 dient auf der Wach- und Intensivstation in der Chirurgischen Klinik Köln-Lindenthal ein Schema (Abb. 9) von klinischen Daten, Meß- und Rechenwerten als Grundlage für die Einleitung, Durchführung und Beendigung einer Respiratortherapie. Neben allgemeinen Daten wie Name, Zeit, Diagnose, Alter, Körpergröße und -gewicht, einer Aussage über den Grad der Sedierung und der Lage des zentralvenösen Katheters, wird vermerkt, ob der Patient spontan atmet (SR), assistiert (AR) oder kontrolliert (CR) beatmet wird, wie hoch die Sauerstoffkonzentration der Inspirationsluft ist und welche Atemdrucke am Manometer des Respirators abzulesen sind. Darunter stehen die Größen Atemminutenvolumen ($\dot{V}_E$), Atemfrequenz und Kohlendioxidkonzentration der gemischten Exspirationsluft ($CO_2\,\bar{E}$) zusammen mit den aktuellen Kreislaufgrößen Blutdruck, Pulsfrequenz und zentralvenösem Druck. Es folgen Meßwerte für die Sauerstoff- und Kohlendioxidteildrucke, den pH-Wert und die aus der gleichen Probe spektrophotometrisch bestimmte Sauerstoffsättigung im arteriellen und gemischtvenösen Blut. Daneben bleibt Raum für einen nach unserem Schema erhobenen Auskultationsbefund und die aktuellen Größen für Hämoglobingehalt und Körpertemperatur. Im unteren Abschnitt des Schemas stehen abgeleitete Größen. Es sind dies die Sauerstoffaufnahme pro Minute ($\dot{V}O_2$), das Herzminutenvolumen (HMV) und der intrapulmonale Rechts-Linksshunt. Zusätzlich bleibt Raum für klinische Bemerkungen zu wichtigen Beobachtungen und Messungen der begleitenden Intensivtherapie sowie für Bemerkungen für eine evtl. geänderte Therapie als Konsequenz der Befunderhebung.

*c) Praxis der Messungen.* Es wurde besonderer Wert darauf gelegt, daß die Messung der Ventilation und die Probenentnahme während eines Gleichgewichtes von Sauerstoffaufnahme und Kohlendioxidabgabe stattfand. Ein „steady state" galt als erreicht, wenn nach 20minütiger Atmung oder Beatmung mit gleichem Atemzugvolumen und gleicher Atemfrequenz bei

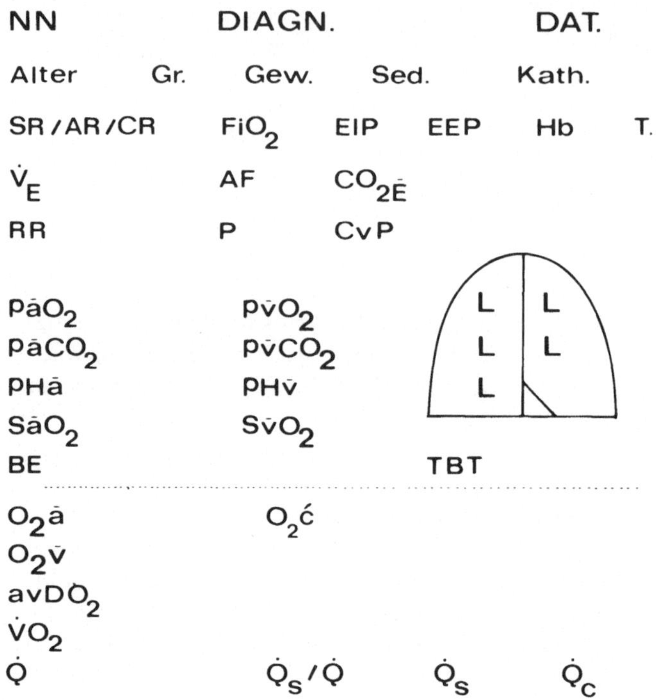


**Abb. 9.** Verwendetes Zusatzprotokoll für klinische Untersuchungen unter Respiratorbehandlung. Oberes Drittel: Sed. = Grad der Sedierung, Kath. = Lage des zentralvenösen Katheters, SR/AR/CR/ = Spontanatmung, assistierte Beatmung, kontrollierte Beatmung, $FiO_2$ = $O_2$-Konzentration des inspirierten Gases, EIP = endinspiratorischer Trachealdruck, EEP = endexspiratorischer Trachealdruck, Hb = Hämoglobingehalt, T = Rektaltemperatur. $\dot{V}_E$ = Atemminutenvolumen, AF = Atemfrequenz, $CO_{2\bar{E}}$ = $CO_2$-Konzentration des gemischten Exspirationsgases.
Mittleres Drittel: blutgasanalytische Daten pH-Wert und $O_2$-Sättigung im arteriellen und gemischtvenösen Blut. Daneben Auskultationsschema, TBT = Tracheo-Bronchialtoilette. (Bem. zu Menge und Art des aus dem Bronchialbaum absaugbaren Sekrets.)
Unteres Drittel: Abgeleitete Größen: $O_2\bar{a}$ und $O_2\bar{v}$ = $O_2$-Gehalt im arteriellen und gemischtvenösen Blut, $O_2\acute{c}$ = $O_2$-Gehalt im endkapillären Blut belüfteter Alveolen, $avDO_2$ = arteriovenöse Sauerstoffgehaltsdifferenz. $\dot{V}O_2$ = $O_2$-Aufnahme in STPD, abgeleitet aus der $CO_2$-Ausscheidung, $\dot{Q}$ = Herzminutenvolumen $\dot{Q}s$ = pulmonale Kurzschlußperfusion als absolute Größe, $\dot{Q}c$ = Perfusion regelrecht belüfteter Alveolen als absolute Größe

milder bis tiefer Sedierung und 100% Sauerstoff in der Inspirationsluft ein gleichbleibender Blutdruck, Puls und zentralvenöser Druck zu messen waren. Da eine Störung des respiratorischen Gleichgewichtes bei der Entnahme arteriellen Blutes durch Punktion einer peripheren Arterie auch bei sedierten Patienten möglich ist, wurde diese Prozedur stets zuletzt vorgenommen. Gas- und Blutproben wurden unmittelbar nach Entnahme mittels auf der Station ständig einsatzbereiter Apparate gemessen. Die Zeit, in der alle im Schema aufgeführten Befunde erhoben werden, beträgt einschließlich Probenentnahme, Messung und Rechnung nicht länger als 20 Minuten.
Die arteriovenöse Sauerstoffgehaltsdifferenz wird durch Sauerstoff- und Haemoglobinanalyse von arteriellem und gemischtvenösem Blut aus der A. pulmonalis bestimmt. Bei Patienten mit suffizientem Kreislauf begnügen wir uns anstelle von Pulmonalisblut mit Blut aus dem rechten Vorhof. Gemessen werden in beiden Blutproben die Sauerstoffsättigung (CO-Oximeter[1]), Hämoglobingehalt (CO-Oximeter) und der Sauerstoffpartialdruck (CLARK-Elektrode). Der Sauerstoffgehalt (Vol. %) errechnet sich:

$$O_2\text{-Gehalt} = Hb \cdot 1.36 \cdot \frac{SO_2}{100} + PO_2 \cdot \alpha$$

Beträgt die inspiratorische Sauerstoffkonzentration 100%, so errechnet sich der Sauerstoffgehalt im endkapillären Blut belüfteter Alveolen in vereinfachter Form:

$$O_2\acute{c} = \alpha\,(P_B - P_{H_2O} - P\bar{a}CO_2) + Hb \cdot 1.36$$

Der arterielle, gemischtvenöse und endkapilläre Sauerstoffgehalt werden in die Shuntformel eingesetzt. Es ergibt sich als intrapulmonaler Rechts-Linksshunt der relative Anteil am Herzminutenvolumen, der ohne Kontakt mit der Alveolarluft als Kurzschlußperfusion durch die Lunge fließt.
Die unter Sauerstoffatmung mit Respiratoren nur mit größerem methodischem Aufwand (zusätzliches Tankspirometer) direkt meßbare Sauerstoffaufnahme ($\dot{V}O_2$) ermitteln wir über die Kohlendioxidausscheidung ($\dot{V}O_2$). Erforderlich ist lediglich die spirometrische Messung des Atemminutenvolumens ($\dot{V}_E$ATPS) im steady state und die Bestimmung der Kohlendioxidkonzentration der gemischten Ausatemluft ($CO_2\bar{E}$), welche durch Auffangen einiger Exspirationen in einem 5-l-Atembeutel zu erhalten ist und mit Hilfe eines Ultrarotabsorptionsspektrographen (URAS) gemessen werden kann (79, 83). Das Produkt aus feuchtem, bei Raumtemperatur gemessenem Atemminutenvolumen ($\dot{V}_E$ATPS) und Kohlendioxidkonzentration ($CO_2\bar{E}$, Vol. %) des gemischten Exspirationsgases ergibt die Kohlendioxidausscheidung pro Minute in ATPS:

$$\dot{V}CO_2 \text{ ATPS} = \dot{V}_E \text{ ATPS} \cdot CO_2\bar{E} \text{ (Vol. \%)}$$

Um $\dot{V}CO_2$ (STPD) zu erhalten, müßte mit 0,9 (mittlerer Faktor zur Korrektur auf STPD) multipliziert werden, um $\dot{V}O_2$ (STPD) zu erhalten, müßte das Ergebnis durch 0,9 (angenommener respiratorischer Quotient) dividiert werden. Es gilt daher unter diesen Annahmen:

$$\dot{V}CO_2 \text{ ATPS} \triangleq \dot{V}O_2 \text{ STPD}$$

1 Instrument Laboratory 182

Zusammengefaßt ergibt sich das Herzminutenvolumennach dem Fick'schen Prinzip:

$$HMV = \frac{\dot{V}CO_2\ (ATPS)}{avD\text{-}O_2} \qquad \text{oder}$$

$$HMV = \frac{\dot{V}\bar{E}\ (ATPS) \cdot CO_2\bar{E}}{0{,}0136 \cdot Hb\ (S\bar{a}O_2 - S\bar{v}O_2) + \alpha\ (P\bar{a}O_2 - P\bar{v}O_2)}$$

*d) Zuverlässigkeit der Methode.* Es muß zwischen Meßfehlern einerseits und Unsicherheiten durch falsche Venenkatheterlage bzw. unzutreffende Annahme des respiratorischen Quotienten andererseits unterschieden werden.

Der relative Meßfehler der angegebenen HMV-Messung dürfte ± 15% nicht erreichen. Er beruht auf einer ungenauen Bestimmung der Kohlendioxidausscheidung/min wie der arteriovenösen Sauerstoffgehaltsdifferenz. Spirometer- und URAS-Meßfehler zwischen ± 5 und ± 8% ergeben einen relativen Meßfehler für die Kohlendioxidausscheidung/min von ± 10%. Der absolute Fehler der indirekten Sauerstoffgehaltsbestimmung im Blut liegt je nach Hämoglobingehalt und Oxygenierung zwischen 0,1 und 1 Vol. %. Der relative Fehler der Bestimmung der arteriovenösen Sauerstoffgehaltsdifferenz überschreitet jedoch 5 % nicht und addiert sich lediglich zum Fehler der Messung der Kohlendioxidausscheidung. Für die Bestimmung des intrapulmonalen Rechts-Linksshunts ergibt sich daraus ein relativer Meßfehler von ± 5%. Zu Irrtümern über die Größe des Herzminutenvolumens und des intrapulmonalen Rechts-Linksshunts können alle venösen Blutproben führen, die nicht der A. pulmonalis entstammen. Zu vermeiden ist die Plazierung der Katheterspitze in der unteren Hohlvene, da deren Blut durch das Nierenvenenblut meist besser oxygeniert ist, die arteriovenöse Sauerstoffgehaltsdifferenz falsch klein, das Herzminutenvolumen und der intrapulmonale Rechts-Linksshunt dementsprechend falsch hoch bestimmt werden. In Höhe der Einmündung der oberen Hohlvene und dem rechten Vorhof selbst liegt die Sauerstoffsättigung um 1% über der der A. pulmonalis (11, 37, 65, 142), ausgenommen der Zustand eines schweren kardiogenen Schocks, bei welchem in einem eigenen Fall und nach Angaben anderer Untersucher bis zu 10 Sättigungsprozent Differenz gemessen wurden (64, 134). Eine letzte Unsicherheit unseres Meßverfahrens, welche unter Beatmung mit sauerstoffreichem Gasgemisch in Kauf genommen werden muß, ist die Annahme eines respiratorischen Quotienten von 0,9 zur Bestimmung der Sauerstoffaufnahme (STPD) aus der gemessenen Kohlendioxidproduktion. Der respiratorische Quotient liegt unter Ruhebedingungen bei 0,85, bei erhöhtem Stoffwechsel – bei Schwerkranken ist dies fast ausschließlich der Fall – bei 0,9. Neuere Untersuchungen zu diesem Problem (79) bestätigen die Richtigkeit der Annahme und lassen den Schluß zu, daß mit einem zusätzlichen Fehler der Bestimmung des Herzminutenvolumens durch die Annahme eines konstanten respiratorischen Quotienten von 0,9 in der Praxis nicht zu rechnen ist.

## 2. Ergebnisse klinischer Untersuchungen

*a) Ansteigender intrapulmonaler Rechts-Linksshunt bei zunehmendem Herzminutenvolumen.* In Abb. 10 und Tabelle 1 sind 20 Meßergebnisse von 10 Patienten zusammengestellt, bei denen ein Anstieg des intrapulmonalen Rechts-Linksshunts mit einem Anstieg des Herzminutenvolumens verbunden war. Wie Tabelle 1 zeigt, dürfte der Anstieg des Herzminutenvolumens durch einen teilweise erheblich gesteigerten Sauerstoffverbrauch notwendig geworden sein. Die gemischtvenöse Sauerstoffsättigung dieser Patienten liegt bei 70%, meist

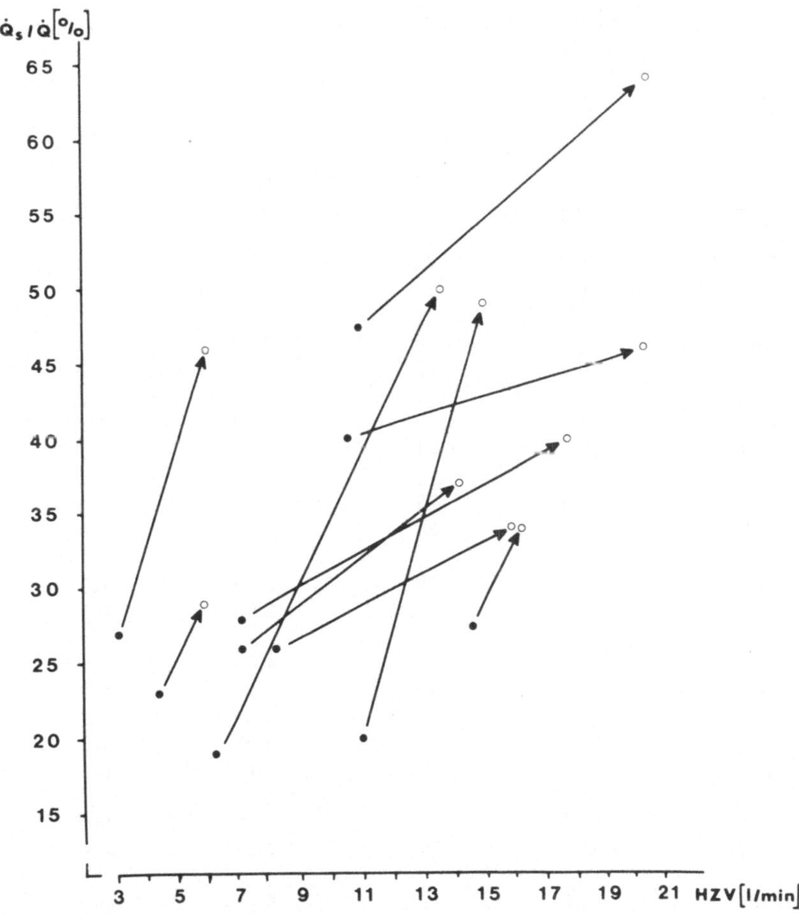


**Abb. 10.** Zur Beurteilung des zunehmenden intrapulmonalen Rechts-Linksshunts ($\dot{Q}s/\dot{Q}$, Vertikale) bei ansteigendem Herzminutenvolumen (HZV, Horizontale).
20 Messungen an 10 Patienten. Punkte = Ausgangsmessungen. Offene Kreise = Messungen nach Anstieg des HZV. Zu vergleichende Meßergebnisse eines Patienten sind durch Pfeile gekennzeichnet.
Es handelt sich um typische Befunde von Patienten, bei denen mit ansteigendem HZV auch $\dot{Q}s/\dot{Q}$ zunahm. Das gleichsinnige Verhalten beider Größen erlaubt jedoch keine sichere Entscheidung darüber, ob der gegenüber der Ausgangsmessung erhöhte $\dot{Q}s/\dot{Q}$ auf einen größeren Anteil nicht belüfteter Alveolen oder auf eine Mehrperfusion eines unveränderten Anteils nicht belüfteter Alveolen zurückzuführen ist

etwas höher. Diese Patienten waren demnach in der Lage, einen angestiegenen Anteil venös zugemischten Blutes über ein Ansteigen des Herzminutenvolumens voll zu kompensieren. Die Frage, ob die Zunahme des intrapulmonalen Rechts-Linksshunts mit steigendem Herzminutenvolumen auf eine zunehmende Zahl nicht mehr belüfteter Alveolen oder auf eine relative Mehrdurchblutung eines gleich gebliebenen Anteils nicht mehr belüfteter Alveolen zurückzuführen ist, läßt sich bei diesen Patienten nicht sicher beantworten. Ein Hinweis zur Beantwortung dieser Frage ergibt sich aus der unterschiedlichen Steilheit der jeweiligen Änderung des intrapulmonalen Rechts-Linksshunts mit dem Herzminutenvolumen: Je steiler der Anstieg der pulmonalen Kurzschlußperfusion mit dem Herzminutenvolumen, um so

**Tabelle 1.** Zunehmender intrapulmonaler Rechts-Links-shunt bei ansteigendem Herzminutenvolumen: Meßwerte (vgl. Abb. 10)

| Pat. Nr. | $\dot{Q}$ l/min | $\dot{Q}s/\dot{Q}$ % | $avDO_2$ Vol. % | $\dot{V}O_2$ ml/STPD | $S\bar{v}O_2$ % |
|---|---|---|---|---|---|
| 28/3 | 4,6 | 23 | 5,45 | 250 | 71 |
| 28/4 | 6,1 | 29 | 4,74 | 290 | 70 |
| 40/6 | 8,2 | 26 | 3,68 | 303 | 75 |
| 40/7 | 16,0 | 34 | 2,22 | 354 | 87 |
| 40/10 | 7,1 | 26 | 4,03 | 286 | 78 |
| 40/11 | 14,2 | 37 | 2,38 | 339 | 89 |
| 44/17 | 11,0 | 48 | 3,61 | 399 | 64 |
| 44/19 | 20,7 | 64 | 2,23 | 463 | 70 |
| 44/23 | 6,4 | 19 | 5,59 | 360 | 73 |
| 44/24 | 13,7 | 50 | 3,0 | 410 | 70 |
| 46/15 | 14,6 | 28 | 2,89 | 423 | 86 |
| 46/16 | 16,2 | 34 | 2,98 | 483 | 82 |
| 56/21 | 7,1 | 28 | 4,03 | 286 | 77 |
| 56/22 | 17,7 | 40 | 2,77 | 402 | 89 |
| 58/9 | 10,6 | 40 | 2,91 | 310 | 83 |
| 58/10 | 20,4 | 46 | 2,17 | 442 | 85 |
| 100/25 | 11,0 | 20 | 3,07 | 340 | 85 |
| 100/26 | 15,0 | 49 | 2,83 | 428 | 73 |
| 128/6 | 3,1 | 27 | 5,88 | 185 | 68 |
| 128/7 | 6,0 | 46 | 4,99 | 301 | 69 |

eher darf mit einer zunehmenden Zahl nicht mehr belüfteter Alveolen, also einer echten „Verschlechterung" der Lunge, gerechnet werden.

*b) Ansteigender intrapulmonaler Rechts-Linksshunt bei unverändertem Herzminutenvolumen.* In Abb. 11 und Tabelle 2 sind 18 Meßergebnisse von neun Patienten zusammengestellt, bei denen ein Anstieg des intrapulmonalen Rechts-Linksshunts von einem Abfall der gemischtvenösen Sauerstoffsättigung gefolgt war. Wie aus Tabelle 2 hervorgeht, ändert sich das Herzminutenvolumen nicht signifikant. Mit dem Ansteigen des intrapulmonalen Rechts-Linksshunts bei gleichbleibendem Herzminutenvolumen fällt die gemischtvenöse Sauerstoffsättigung ab. Die unterschiedliche Steilheit der Geraden ist auf einen gegenüber der Ausgangsuntersuchung unterschiedlichen Sauerstoffverbrauch zurückzuführen.
Die Befunde dieser Patientengruppe ermöglichen sichere Aussagen:

1. Der gegenüber der Ausgangsuntersuchung angestiegene intrapulmonale Rechts-Linksshunt ist auf eine Zunahme der Zahl nicht belüfteter Alveolen zurückzuführen.

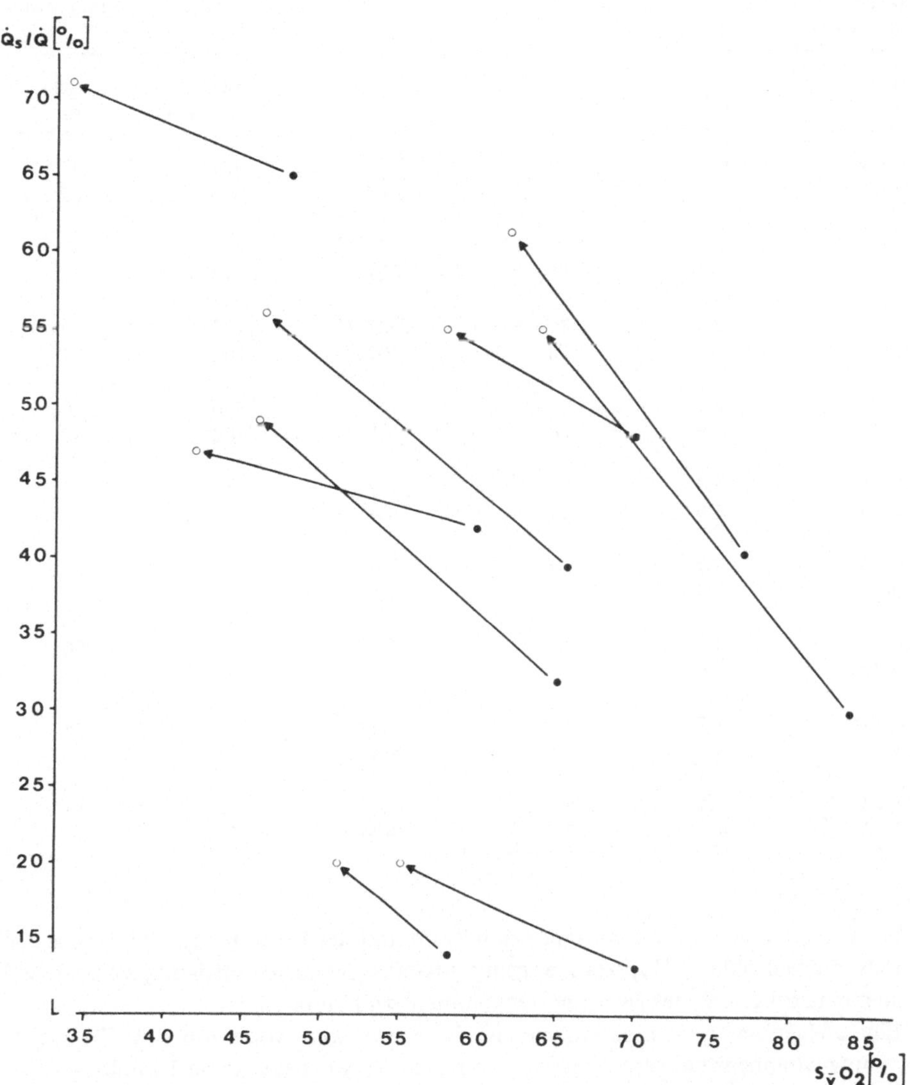


**Abb. 11.** Zur Beurteilung der zunehmenden intrapulmonalen Rechts-Links-Kurzschlußdurchblutung ($\dot{Q}s/\dot{Q}$, Vertikale) bei gleichbleibendem Herzminutenvolumen und Reduktion der gemischtvenösen $O_2$-Sättigung ($S\bar{v}O_2$, Horizontale).
18 Messungen bei 9 Patienten durch gerade Pfeile gekennzeichnet. Punkte = Ausgangsmessungen, offene Kreise = Messung nach $\dot{Q}s/\dot{Q}$-Anstieg und abgefallener gemischtvenöser $O_2$-Sättigung.
Der Anstieg des $\dot{Q}s/\dot{Q}$ bei jeweils unverändertem Herzminutenvolumen und Atemmitteldruck zeigt mit großer Sicherheit eine Zunahme des Anteils nicht belüfteter Lungenanteile an. Die gemischtvenöse $O_2$-Sättigung fällt entsprechend der Zunahme des $\dot{Q}s/\dot{Q}$ ab. Der unterschiedliche Abfall von $S\bar{v}O_2$ bei den einzelnen Patienten ist neben dem variablen $\dot{Q}s$-Anstieg auf einen unterschiedlichen $O_2$-Verbrauch zurückzuführen (Tabelle 2)

**Tabelle 2.** Zunehmender intrapulmonaler Rechts-Linksshunt bei unverändertem Herzminutenvolumen: Meßwerte (vgl. Abb. 11)

| Pat. Nr. | $\dot{Q}$ l/min | $\dot{Q}s/\dot{Q}$ % | $avDO_2$ Vol. % | $\dot{V}O_2$ ml/STPD | $S\bar{v}O_2$ % |
|---|---|---|---|---|---|
| 46/20 | 13,2 | 41 | 2,93 | 387 | 77 |
| 46/21 | 13,2 | 61 | 2,83 | 375 | 62 |
| 48/13 | 13,9 | 48 | 2,95 | 409 | 70 |
| 48/14 | 13,0 | 55 | 3,21 | 417 | 58 |
| 82/7 | 5,3 | 39 | 3,27 | 172 | 77 |
| 82/8 | 4,8 | 56 | 4,07 | 197 | 46 |
| 92/27 | 6,0 | 13 | 6,0 | 360 | 70 |
| 92/28 | 5,5 | 20 | 7,2 | 400 | 55 |
| 108/18 | 5,4 | 32 | 5,2 | 282 | 65 |
| 108/19 | 4,9 | 49 | 5,47 | 270 | 46 |
| 110/14 | 8,7 | 30 | 2,6 | 226 | 84 |
| 110/15 | 9,4 | 55 | 1,8 | 170 | 64 |
| 110/24 | 4,2 | 42 | 4,77 | 200 | 60 |
| 110/25 | 4,6 | 47 | 6,96 | 322 | 42 |
| 126/14 | 3,7 | 14 | 8,69 | 321 | 58 |
| 126/15 | 3,4 | 20 | 8,88 | 305 | 51 |
| 132/12 | 4,5 | 65 | 3,47 | 155 | 48 |
| 132/13 | 4,6 | 71 | 3,24 | 151 | 34 |

2. Die Patienten dieser Gruppe waren zum Zeitpunkt der Messung nicht in der Lage, die teilweise bedrohliche Hypoxämie (gemischtvenöse Sauerstoffsättigung weniger als 55%) über eine Erhöhung des Herzminutenvolumens zu kompensieren.
3. Eine Steigerung des intrapulmonalen Rechts-Linksshunts von nur 6 bzw. 7% des Herzminutenvolumens bei vergleichsweise geringem Ausgangsshunt von 13 und 14% führte bei zwei Patienten zu einer bedrohlichen Hypoxämie im gemischtvenösen Blut, weil sich eine zirkulatorische Kompensation nicht einstellte bzw. iatrogen nicht zu induzieren war.

*c) Ansteigender intrapulmonaler Rechts-Linksshunt bei abnehmendem Herzminutenvolumen.* Die Abb. 12 und Tabelle 3 zeigen 18 Meßergebnisse von 9 Patienten, bei denen ein Anstieg des intrapulmonalen Rechts-Linksshunts von einem signifikanten Abfall des Herzminutenvolumens gefolgt war. Auch bei diesen Patienten darf das Verhalten beider Parameter mit Sicherheit so gedeutet werden, daß der Anstieg des intrapulmonalen Rechts-Linksshunts durch eine zunehmende Zahl nicht mehr belüfteter Alveolen verursacht wurde. Wie aus Abb. 13 und Tabelle 3 hervorgeht, liegt die gemischtvenöse Sauerstoffsättigung bei allen Patienten nach Anstieg des intrapulmonalen Rechts-Linksshunts zum Teil bedrohlich weit unter der Normgrenze von 70%.

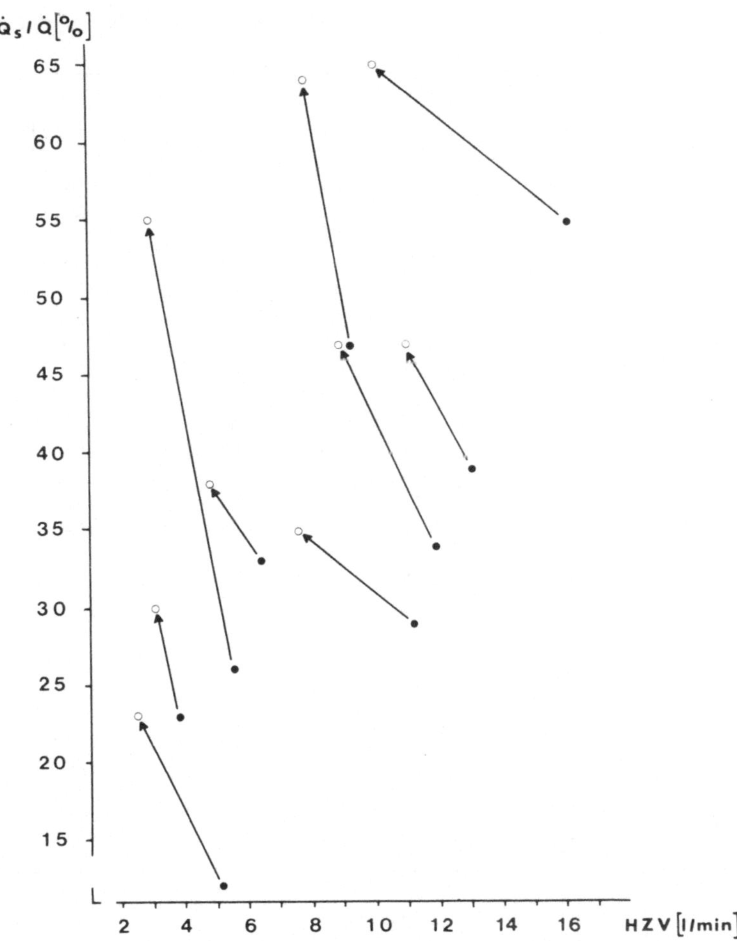


**Abb. 12.** Zur Beurteilung des zunehmenden intrapulmonalen Rechts-Linksshunts ($\dot{Q}s/\dot{Q}$, Vertikale) bei Verminderung des Herzminutenvolumens (HZV, Horizontale).
18 Messungen bei 9 beatmeten Patienten. Punkte = Ausgangsmessungen. Offene Kreise = Messungen nach Abfall des Herzminutenvolumens. Die einzelnen Patienten sind durch Pfeile individuell gekennzeichnet. Aus einem mit abnehmender Lungenperfusion größer werdendem relativen Rechts-Linksshunt eines Kranken muß auf eine Zunahme nicht belüfteter Lungenareale geschlossen werden, wenn die Messungen unter jeweils gleichem Atemmitteldruck vorgenommen werden

*d) Ansteigender intrapulmonaler Rechts-Linksshunt und ansteigendes Herzminutenvolumen bei erniedrigter gemischtvenöser Sauerstoffsättigung.* In Abb. 14 und Tabelle 4 sind 10 Meßergebnisse von fünf Patienten zusammengestellt, bei denen mit steil ansteigender pulmonaler Kurzschlußperfusion das Herzminutenvolumen zwar zunahm, die gemischtvenöse Sauerstoffsättigung jedoch stetig abfiel. Trotz absolut hoher Herzminutenvolumina – bis zu 15 l/min – betrug die gemischtvenöse Sauerstoffsättigung als Ausdruck des zu geringen Sauerstoffangebotes bei 4 von 5 Patienten 40% und weniger. Bei relativ geringer Steigerung des Herzminutenvolumens im Verhältnis zur Zunahme des intrapulmonalen Rechts-Linksshunts darf der überwiegende Teil des Anstiegs der Kurzschlußperfusion auf eine

**Tabelle 3.** Zunehmender intrapulmonaler Rechts-Linksshunt bei abnehmendem Herzzeitvolumen: Meßwerte (vgl. Abb. 12 und 13).

| Pat. Nr. | $\dot{Q}$ l/min | $\dot{Q}s/\dot{Q}$ % | $avDO_2$ Vol. % | $\dot{V}O_2$ ml/STPD | $S\bar{v}O_2$ % |
|---|---|---|---|---|---|
| 12/22 | 16,0 | 55 | 3,0 | 480 | 77 |
| 12/23 | 10,0 | 66 | 4,2 | 400 | 42 |
| 30/15 | 6,4 | 33 | 2,99 | 191 | 82 |
| 30/16 | 4,8 | 38 | 4,02 | 195 | 69 |
| 44/16 | 13,0 | 39 | 3,45 | 449 | 74 |
| 44/17 | 11,0 | 48 | 3,61 | 399 | 64 |
| 73/15 | 11,9 | 34 | 3,52 | 419 | 77 |
| 73/16 | 9,0 | 47 | 4,08 | 368 | 63 |
| 86/12 | 5,2 | 12 | 5,55 | 286 | 74 |
| 86/13 | 2,6 | 23 | 6,13 | 159 | 65 |
| 98/32 | 9,3 | 47 | 5,1 | 477 | 66 |
| 98/33 | 7,9 | 64 | 4,55 | 360 | 43 |
| 117/4 | 5,5 | 26 | 4,04 | 224 | 74 |
| 117/5 | 2,9 | 55 | 5,89 | 172 | 43 |
| 117/8 | 3,8 | 23 | 4,71 | 178 | 67 |
| 117/9 | 3,1 | 30 | 5,91 | 186 | 55 |
| 124/11 | 11,2 | 29 | 3,3 | 371 | 79 |
| 124/12 | 7,6 | 35 | 5,06 | 386 | 66 |

Zunahme nicht mehr belüfteter Alveolen zurückgeführt werden. Tatsächlich befanden sich diese Patienten zum Zeitpunkt der Messung im Endstadium einer pulmonalen Insuffizienz.

*e) Reduktion des intrapulmonalen Rechts-Linksshunts und des Herzminutenvolumens bei Erhöhung des Atemmitteldrucks.* Die Abb. 15 zeigt 20 Meßergebnisse von 10 Patienten (Tabelle 5), bei denen gegenüber der Ausgangsmessung der Atemmitteldruck durch Einschalten eines kontinuierlichen positiven Drucks von 4 – 8 cm $H_2O$ erhöht wurde. Die zu vergleichenden Untersuchungen sind durch einen Pfeil verbunden. In unterschiedlichem Ausmaß reduzierte sich mit Erhöhung des Atemmitteldrucks der intrapulmonale Rechts-Linksshunt und das Herzminutenvolumen. Eine Zunahme wiederbelüfteter Alveolen darf um so mehr angenommen werden, je steiler der Abfall der pulmonalen Kurzschlußperfusion im Verhältnis zur Reduktion des Herzminutenvolumens zu beobachten war. Eine Zunahme des intrapulmonalen Rechts-Linksshunts mit steigendem Atemmitteldruck wurde bei den eigenen Patienten nicht beobachtet.

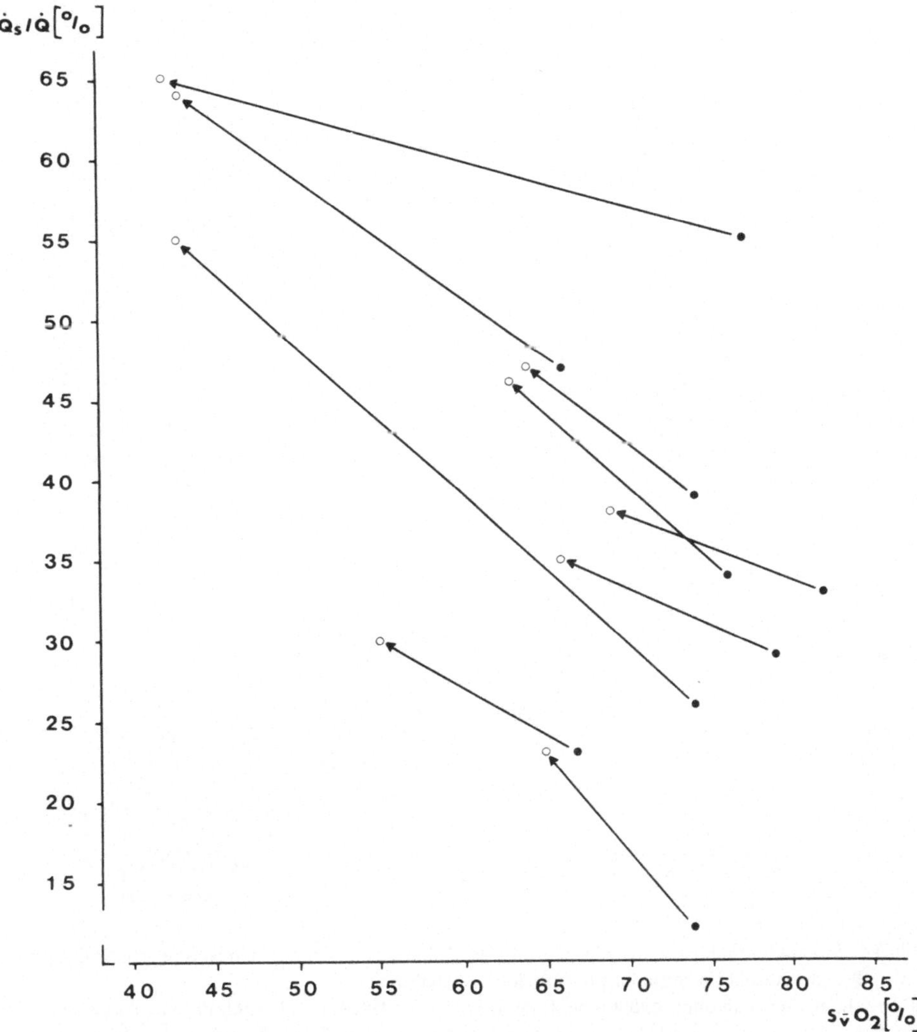


**Abb. 13.** Zur Beurteilung des zunehmenden intrapulmonalen Rechts-Linksshunts (Q̇s/Q̇, Vertikale) bei Verminderung des Herzminutenvolumens, ablesbar an der Reduktion der gemischtvenösen $O_2$-Sättigung ($S\bar{v}O_2$, Horizontale). Meßergebnisse der gleichen Patienten und gleiche Symbole wie in Abb. 12.
Ein mit abnehmender $S\bar{v}O_2$ zunehmender Q̇s/Q̇ beweist allein noch nicht, daß eine Ausdehnung nicht belüfteter, aber perfundierter Lungenbezirke stattgefunden hat, weil die zentralvenöse $O_2$-Sättigung nicht nur – wie zutreffend für die dargestellten Resultate – mit reduziertem HZV, sondern auch mit wachsendem HZV bei überproportional gesteigerter $O_2$-Aufnahme vermindert werden kann

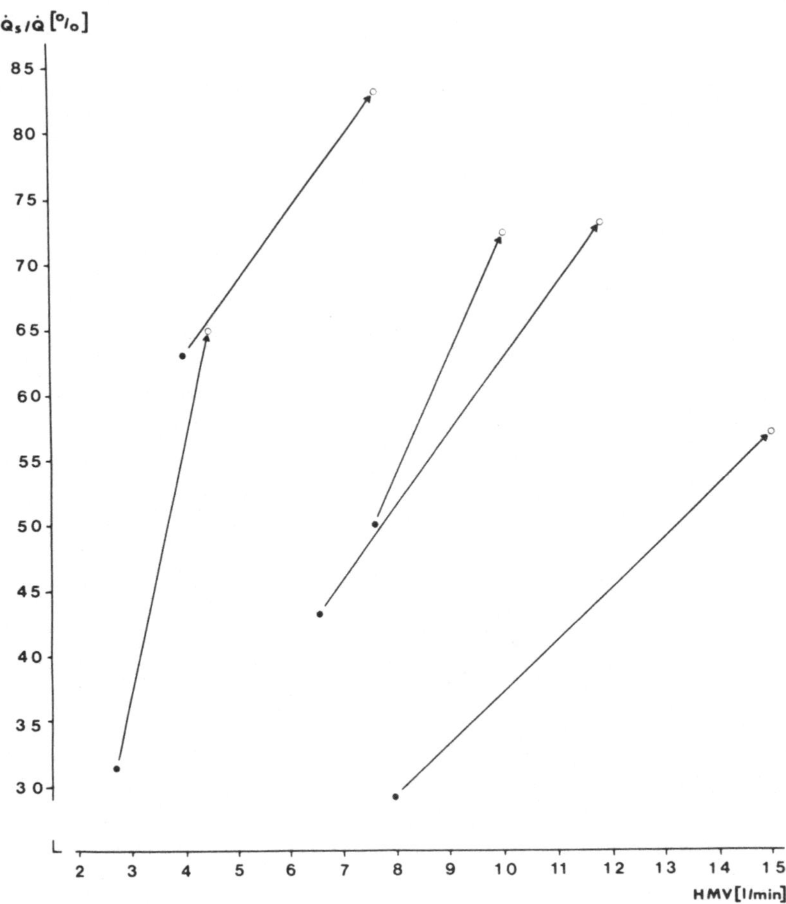


**Abb. 14.** Intrapulmonaler Rechts-Linksshunt ($\dot{Q}s/\dot{Q}$, Senkrechte) und ansteigendes Herzminutenvolumen (HMV, Waagrechte) bei terminaler pulmonaler Insuffizienz.
5 Doppelmessungen an ebensovielen beatmeten Patienten (individuell durch Pfeile gekennzeichnet). Punkte = Ausgangsmessungen, offene Kreise = Messungen nach akuter Zunahme der Hypoxämie. Der überwiegende Anteil am Anstieg von $\dot{Q}s/\dot{Q}$ ist wahrscheinlich auf eine Zunahme nicht belüfteter Lungenanteile zurückzuführen und nicht auf die Vergrößerung des HMV (vgl. Abb. 10). Die gemischtvenöse $O_2$-Sättigung betrug bei 4 dieser Patienten 40% und weniger als Ausdruck einer zu geringen Steigerung des HMV. Alle Patienten befanden sich zum Zeitpunkt der Messungen im Endstadium einer tödlichen pulmonalen Insuffizienz

**Tabelle 4.** Zunehmender intrapulmonaler Rechts-Linksshunt bei ansteigendem Herzminutenvolumen, aber Abfall der gemischtvenösen Sauerstoffsättigung: Meßwerte (vgl. Abb. 14)

| Pat. Nr. | $\dot{Q}$ l/min | $\dot{Q}s/\dot{Q}$ % | $avDO_2$ Vol. % | $\dot{V}O_2$ ml/STPD | $S\bar{v}O_2$ % |
|---|---|---|---|---|---|
| 16/28 | 6,6 | 43 | 4,7 | 313 | 71 |
| 16/29 | 11,8 | 73 | 3,2 | 380 | 42 |
| 28/15 | 8,0 | 29 | 4,4 | 350 | 66 |
| 28/16 | 15,4 | 57 | 2,3 | 355 | 39 |
| 84/19 | 7,6 | 50 | 3,26 | 249 | 65 |
| 84/20 | 10,0 | 72 | 2,69 | 270 | 27 |
| 112/6 | 4,1 | 63 | 5,81 | 238 | 22 |
| 112/7 | 7,6 | 83 | 2,92 | 223 | 18 |
| 132/11 | 2,7 | 31 | 4,97 | 134 | 70 |
| 132/12 | 4,5 | 65 | 3,47 | 155 | 48 |

*f) Reduktion des intrapulmonalen Rechts-Linksshunts bei unverändertem oder vermindertem Herzminutenvolumen.* In Abb. 16 und Tabelle 6 sind 28 Meßergebnisse von 14 Patienten dargestellt, bei denen der intrapulmonale Rechts-Linksshunt gegenüber der Ausgangsmessung mit dem Herzminutenvolumen abfällt. Die zu vergleichenden Messungen sind durch einen Pfeil verbunden. Bei 4 von 14 Patienten war der Abfall des Herzminutenvolumens nicht signifikant (Tabelle 6), so daß aus der Reduktion des intrapulmonalen Rechts-Linksshunts bei diesen Patienten mit Sicherheit auf eine Zunahme wiederbelüfteter Alveolen geschlossen werden darf. Bei drei Patienten betrug die Reduktion der pathologischen Kurzschlußperfusion 20-39% des Herzminutenvolumens. Es fällt schwer, eine Reduktion des intrapulmonalen Rechts-Linksshunts in dieser Größenordnung allein auf eine Drosselung einer gleichbleibenden Zahl nicht belüfteter Alveolen zu beziehen, so daß auch bei diesen Patienten mit einer echten „Verbesserung" der Lunge gerechnet werden darf. Bei sieben der in Abb. 16 gezeigten Patienten ist eine sichere Beurteilung dieser Frage aus dem Verhalten von Herzminutenvolumen und intrapulmonalem Rechts-Linksshunt anhand einer Vergleichsmessung allein nicht möglich.

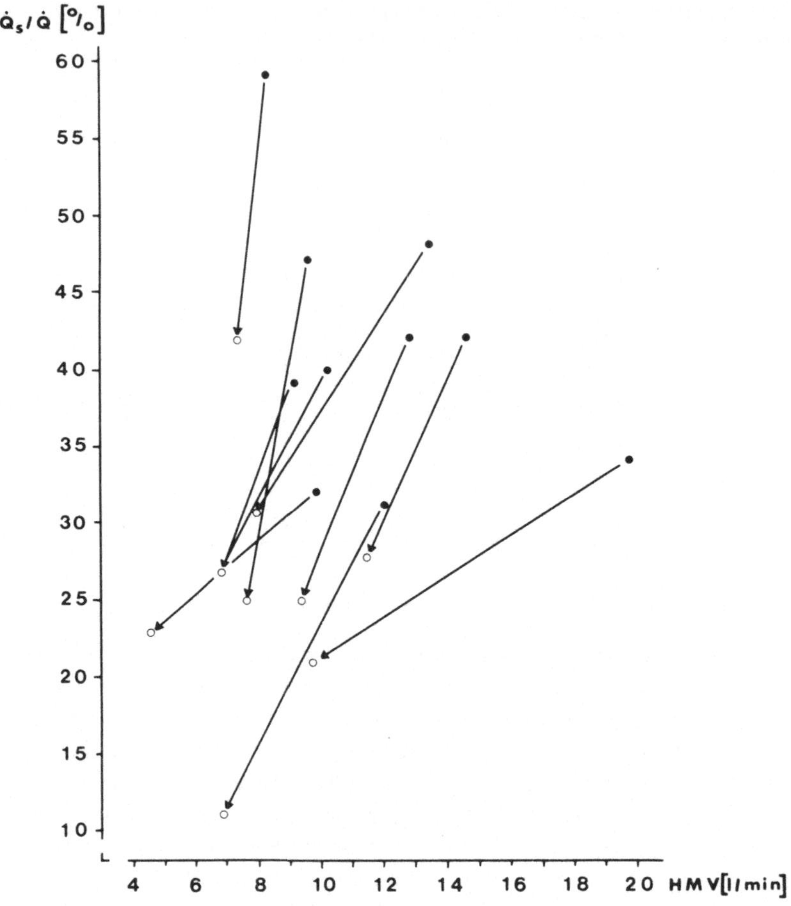


**Abb. 15.** Zur Beurteilung der Abnahme von intrapulmonalem Rechts-Linksshunt ($\dot{Q}s/\dot{Q}$, Senkrechte) und Herzminutenvolumen (HMV, Waagrechte) unter erhöhtem Atemmitteldruck.
10 an ebensovielen Patienten (durch Pfeile gekennzeichnet) vorgenommene Doppelmessungen. Gegenüber der Ausgangsmessung war der Atemmitteldruck durch Einstellen eines positiv endexspiratorischen Drucks von 4-8 cm $H_2O$ gesteigert worden (offene Kreise).
Nach dem Abfall des intrapulmonalen Rechts-Linksshunts nach Erhöhung des Atemmitteldrucks kann stets auf eine Zunahme erneut belüftbarer Lungenanteile geschlossen werden.

**Tabelle 5.** Abnahme des intrapulmonalen Rechts-Linksshunts und des Herzenminutenvolumens bei Erhöhung des Atemmitteldruckes: Meßwerte (vgl. Abb. 15)

| Pat. Nr. | $\dot{Q}$ l/min | $\dot{Q}s/\dot{Q}$ % | $avDO_2$ Vol. % | $\dot{V}O_2$ ml/STPD | $S\bar{v}O_2$ % | PEEP cm $H_2O$ |
|---|---|---|---|---|---|---|
| 32/28 | 10,2 | 40 | 2,27 | 233 | 84 | 0 |
| 32/29 | 6,8 | 27 | 4,33 | 296 | 67 | + 4 |
| 36/10 | 19,6 | 34 | 1,93 | 379 | 89 | 0 |
| 36/11 | 9,7 | 21 | 3,6 | 348 | 78 | + 4 |
| 42/20 | 12,0 | 31 | 2,57 | 308 | 85 | 0 |
| 42/21 | 6,9 | 11 | 5,37 | 370 | 63 | + 5 |
| 44/21 | 12,8 | 42 | 4,02 | 516 | 65 | 0 |
| 44/20 | 9,4 | 25 | 5,37 | 503 | 62 | + 4 |
| 98/5 | 13,1 | 48 | 2,22 | 291 | 83 | 0 |
| 98/6 | 7,9 | 31 | 3,45 | 271 | 81 | + 7 |
| 98/14 | 14,6 | 42 | 2,9 | 424 | 79 | 0 |
| 98/15 | 11,1 | 28 | 3,9 | 434 | 79 | + 8 |
| 120/6 | 9,6 | 47 | 3,29 | 317 | 69 | 0 |
| 120/7 | 7,6 | 25 | 4,88 | 369 | 55 | + 4 |
| 120/8 | 9,1 | 39 | 3,66 | 332 | 58 | 0 |
| 120/9 | 6,9 | 27 | 4,85 | 334 | 51 | + 5 |
| 122/31 | 8,3 | 59 | 3,71 | 307 | 57 | 0 |
| 122/32 | 7,4 | 42 | 3,66 | 273 | 71 | + 5 |
| 140/18 | 10,0 | 32 | 3,74 | 374 | 79 | 0 |
| 140/19 | 4,6 | 23 | 5,23 | 243 | 73 | + 4 |

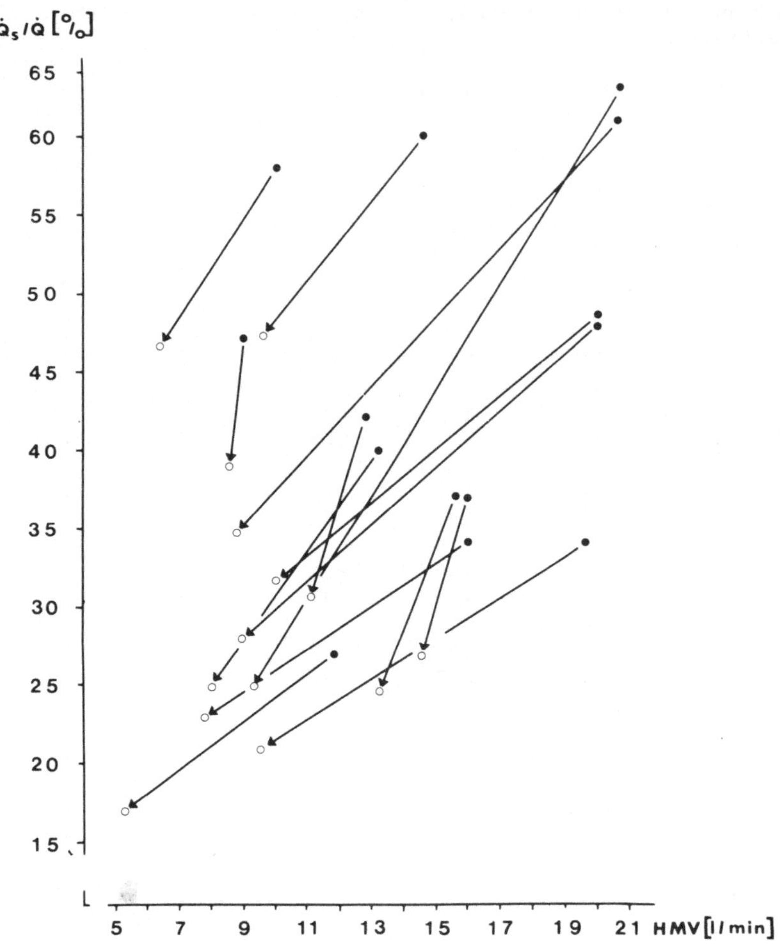


**Abb. 16.** Zur Beurteilung der Reduktion des intrapulmonalen Rechts-Linksshunts ($\dot{Q}s/\dot{Q}$, Vertikale) bei Verminderung des Herzminutenvolumens (HMV, Horizontale).
28 Messungen an 14 Patienten. Je eine Ausgangsmessung (Punkt) ist mit je einer Messung nach Reduktion des $\dot{Q}s/\dot{Q}$ (offener Kreis, Pfeil) zu vergleichen.
Eine Abnahme des $\dot{Q}s/\dot{Q}$ entspricht nicht stets einer ebenso großen Verminderung nicht belüfteter Lungenanteile oder überhaupt einer Verminderung, wenn, wie in den dargestellten Fällen, das Herzminutenvolumen gleichzeitig abnimmt. Ein echter therapeutischer Erfolg ist nur bei Patienten zu vermuten, bei welchen die Reduktion des Shunts, verglichen mit der des HMV, erheblich ist

**Tabelle 6.** Abnahme des intrapulmonalen Rechts-Linksshunts bei unvermindertem oder vermindertem Herzminutenvolumen: Meßwerte (vgl. Abb. 16)

| Pat. Nr. | $\dot{Q}$ l/min | $\dot{Q}s/\dot{Q}$ % | $avDO_2$ Vol. % | $\dot{V}O_2$ ml/STPD | $S\bar{v}O_2$ % |
|---|---|---|---|---|---|
| 36/10 | 19,6 | 34 | 1,93 | 379 | 89 |
| 36/11 | 9,66 | 21 | 3,6 | 348 | 78 |
| 36/29 | 13,2 | 40 | 2,31 | 304 | 87 |
| 36/30 | 8,0 | 25 | 3,57 | 285 | 83 |
| 40/2 | 20,6 | 61 | 2,61 | 539 | 66 |
| 40/3 | 8,9 | 35 | 4,65 | 415 | 61 |
| 40/7 | 15,9 | 34 | 2,22 | 354 | 87 |
| 40/8 | 7,8 | 23 | 3,78 | 295 | 80 |
| 42/14 | 11,8 | 27 | 3,47 | 411 | 78 |
| 42/15 | 5,3 | 17 | 5,5 | 292 | 67 |
| 42/22 | 15,3 | 37 | 1,89 | 290 | 89 |
| 42/23 | 13,3 NS | 25 | 2,78 | 370 | 86 |
| 44/13 | 20,0 | 49 | 2,57 | 515 | 77 |
| 44/15 | 10,2 | 32 | 3,42 | 349 | 77 |
| 44/19 | 20,7 | 64 | 2,23 | 463 | 69 |
| 44/20 | 9,4 | 25 | 5,37 | 503 | 62 |
| 44/21 | 12,8 | 42 | 4,02 | 516 | 65 |
| 44/22 | 11,1 NS | 31 | 4,36 | 485 | 70 |
| 46/15 | 16,0 | 37 | 2,92 | 467 | 81 |
| 46/16 | 14,6 NS | 27 | 2,89 | 423 | 86 |
| 56/19 | 20,0 | 48 | 1,86 | 373 | 80 |
| 56/20 | 8,9 | 28 | 2,48 | 222 | 86 |
| 78/5 | 14,7 | 60 | 1,5 | 220 | 83 |
| 78/6 | 9,7 | 48 | 2,33 | 227 | 77 |
| 114/17 | 10,0 | 58 | 3,47 | 347 | 56 |
| 114/18 | 6,5 | 47 | 3,55 | 229 | 57 |
| 124/14 | 9,0 | 47 | 2,32 | 206 | 84 |
| 124/15 | 8,6 NS | 39 | 3,39 | 293 | 76 |

# V. Experimentelle Untersuchungen

## 1. Spezielle Fragestellung

Mit der Größe „intrapulmonaler Rechts-Linksshunt" wird der Anteil am Herzminutenvolumen bestimmt, der durch nicht belüftete Alveolargebiete fließt. Nur wenn die Perfusion belüfteter und unbelüfteter Alveolargebiete überall in der Lunge gleich wäre, entspräche das Verhältnis intrapulmonaler Rechts-Linksshunt zu Herzminutenvolumen auch dem Verhältnis der Menge nicht belüfteter Alveolen zur gesamten, für den pulmonalen Gasaustausch zur Verfügung stehenden Atemfläche. Wir wissen aber seit den Untersuchungen von Euler und Liljestrand (53), daß unter Spontanatmung die Perfusion in vermindert belüfteten Lungenanteilen gedrosselt wird. Beim beatmeten Patienten kann aus unseren klinischen Untersuchungen auf eine Abhängigkeit der intrapulmonalen Kurzschlußperfusion vom Herzminutenvolumen und vom Beatmungsdruck geschlossen werden. Zur Sicherung dieser Ergebnisse wurden Tierexperimente durchgeführt, bei denen die Menge nicht belüfteter Alveolen bekannt war und bei Änderungen des Herzminutenvolumens und des Beatmungsdrucks konstant gehalten werden konnte.

## 2. Methodik[1]

*a) Versuchstiere und Narkose.* Als Versuchstiere dienten Bastardhunde beider Geschlechter mit einem Körpergewicht zwischen 25 und 35 kg. Die Tiere erhielten 25 mg/kg Pentobarbitalnatrium i.v., wurden intubiert und nach Rückenlagerung auf dem Operationstisch mit einem Respirator kontrolliert normoventiliert. Die inspiratorische Sauerstoffkonzentration betrug während der gesamten Versuchszeit 100%. Die Narkose wurde mit Fentanyl® 0,005 mg/kg · min. aufrechterhalten. Durch Injektion von 3 mg/kg Heparin wurde die Blutgerinnung aufgehoben. Wärmematten verhinderten ein Abkühlen des Hundes und machten eine Temperaturkorrektur der gemessenen Blutgase und des pH-Wertes überflüssig. Alle für diese Arbeit ausgewerteten Versuche wurden bei geschlossenem Thorax durchgeführt.

*b) Komplette linksseitige Atelektase durch endobronchialen Block.* Der Adapter eines gewöhnlichen endotrachealen Tubus wurde durch ein Y-Stück ersetzt. So konnte eine Sonde mit einem an der Spitze aufblähbaren Ballon ohne Unterbrechung der Beatmung in die Trachea vorgeschoben werden. Über eine zuvor oberhalb des Tubuscuffs angelegte Tracheotomie wurde ein Bronchoskop eingeführt und die Blocksonde – wegen des carinanahen Abgangs des rechten Oberlappenbronchus – unter Sicht immer in den linke Hauptbronchus placiert. Durch Blähen des Ballons wurde die linke Lunge von der Ventilation ausgeschlossen. Vorversuche bei offenem Thorax hatten gezeigt, daß die linke, zuvor mit reinem Sauerstoff

---

1 Die tierexperimentellen Untersuchungen wurden im Institut für normale und pathologische Physiologie, Lehrstuhl für angewandte Physiologie (Dir.: Prof. Dr. med. Hj. Hirche) durchgeführt.

beatmete Lunge nach 15-20 Minuten gasfrei war (43, 44, 57, 128, 129). Nach jedem Versuch wurde thorakotomiert und die Unversehrtheit der Atelektase unter dem höchsten, während des Versuchs angewendeten Beatmungsdruck geprüft. Danach wurden beide Lungen entnommen und eine evtl. gleichzeitig in der rechten Lunge vorliegende Teilatelektase ausgeschlossen. Das relative Gewicht der linken, atelektatischen Lunge betrug 43 ± 4%, sodaß für die Versuche von einem in gleicher Größenordnung bestehenden Lungenanteil ausgegangen werden kann, der perfundiert, aber nicht ventiliert wurde.

*c) Praxis der Messung und Versuchsablauf*. Die Bestimmung des Sauerstoffgehaltes im arteriellen und gemischtvenösen Blut, der Sauerstoffaufnahme, des Herzminutenvolumens und des intrapulmonalen Rechts-Linksshunts geschah auf die gleiche, in Kap. IV/1 S. 26-34 beschriebene Art. Um Wiederholungen zu vermeiden, seien hier nur Besonderheiten hervorgehoben. Über die V. jugularis externa wurde unter Druckkurvenkontrolle ein Einschwemmkatheter bis in die A. pulmonalis vorgeschoben. Er diente der Entnahme gemischtvenösen Blutes sowie der Messung des Pulmonalisdrucks und des „Wedge-Drucks" über ein Statham-Element. Weitere elektromagnetische Druckwandler dienten nach Kanülierung einer A. femoralis der Druckmessung im arteriellen Gefäßsystem und nach Punktion des Tubus der Messung der Atemdrucke während In- und Exspiration sowie der Atempause. Auf einem 8-Kanalschreiber wurden ständig registriert: systolischer, diastolischer und arterieller Mitteldruck, Pulmonalisdruck, Atemmitteldruck, die Kohlendioxidkonzentration der gemischten Exspirationsluft und das EKG. Die ständige Registrierung erleichterte gleichzeitig die Kontrolle des steady state. Es galt als erreicht, wenn alle genannten Parameter über einen Zeitraum von wenigstens 5 Minuten konstant blieben.

Eine Erhöhung des Herzminutenvolumens erreichten wir über eine Hypervolämie durch Infusion von Elektrolytlösung oder Dextran (300-500 ml pro 30 min), bei einigen Experimenten verbunden mit fraktionierten Dosen von Isoproterenol (Einzeldosis 25 $\mu$g), eine Erniedrigung des Herzminutenvolumens durch fraktionierte Entnahme von Blut. Durch Einstellen eines positivendexspiratorischen Drucks (PEEP) wurde der Atemmitteldruck reproduzierbar geändert.

Die Zeit für Narkoseeinleitung, Einstellen des Respirators, Kanülierung, Katheterisierung und Anlage der Tracheotomie betrug weniger als eine Stunde. Nach Erreichen eines steady state bei reiner Sauerstoffbeatmung wurde eine Ausgangsuntersuchung nach der in Abb. 9 gezeigten Art durchgeführt. Danach erfolgte Abblocken des linken Hauptbronchus, erneutes Einstellen der Ventilation entsprechend einer Einzelblutgasanalyse, Abwarten eines steady state und Durchführung der zweiten Untersuchung. Die weitere Reihenfolge, Änderung des Herzminutenvolumens oder Änderung des Atemmitteldrucks, war im zeitlichen Ablauf des Versuchs nicht fixiert. Es wurde jedoch Wert darauf gelegt, daß nach Messung im steady state jeweils vor und während eines erhöhten Mitteldrucks eine Rückmessung im steady state ohne positiv endexspiratorischen Druck durchgeführt wurde.

## 3. Ergebnisse tierexperimenteller Untersuchungen

*a) Variation des intrapulmonalen Rechts-Linksshunts bei unverändertem Atemmitteldruck durch Änderung des Herzminutenvolumens*. Die Ergebnisse dieser Versuche sind in Abb. 17 und Tabelle 7 dargestellt:

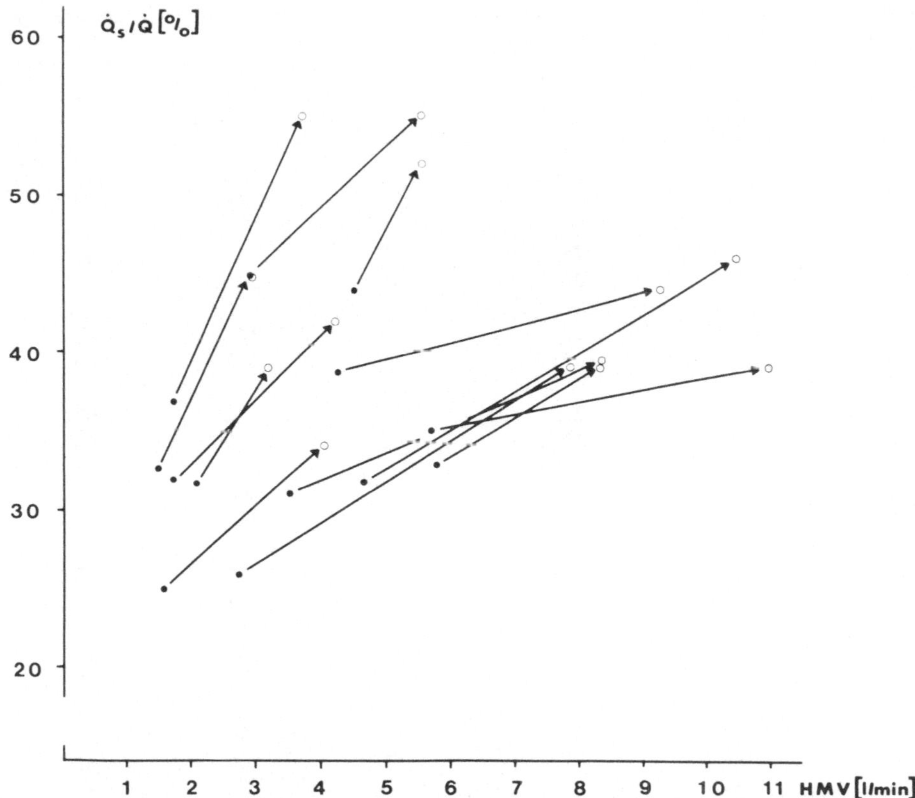


**Abb. 17.** Intrapulmonaler Rechts-Linksshunt ($\dot{Q}s/\dot{Q}$, Ordinate) und Herzminutenvolumen (HMV, Abszisse) bei konstantem Atemdruck und kompletter, linksseitiger Atelektase in 13 Experimenten am Hund. Punkte = Ausgangsmessungen, offene Kreise = Messungen nach induzierter Steigerung des HMV. Die Meßergebnisse der Einzelexperimente sind durch Pfeile verbunden.
Mit zunehmendem HMV steigt die pulmonale Kurzschlußperfusion bei bleichbleibendem Substrat für einen Shunt stets an. Der Anstieg ist um so steiler, je niedriger das Herzminutenvolumen bei der Ausgangsmessung ist. Dies bedeutet eine Mehrperfusion der linksseitigen Atelektase bei Steigerung des HMV. Der höchste, nach Steigerung des HMV gemessene Rechts-Linksshunt betrug 55% des HMV, wobei der konstante Anteil nicht belüfteten Lungenparenchyms bei allen Versuchstieren 43 ± 4% ausmachte. Die Perfusion der Atelektase vor Steigerung des HMV betrug zwischen 25 und 45% des HMV

1. Die Perfusion der total atelektatischen linken Lunge war bei den einzelnen Versuchstieren vor der Erhöhung des Herzminutenvolumens unterschiedlich groß. Der intrapulmonale Rechts-Linksshunt betrug zwischen 25 und 45% des Herzminutenvolumens.
2. Mit Erhöhung des Herzminutenvolumens stellte sich eine unterschiedliche Steigerung des intrapulmonalen Rechts-Linksshunts ein. Da der Anteil nicht belüfteter Alveolen bei diesem Versuchsmodell bekannt ist, läßt sich sicher sagen, daß der erhöhte intrapulmonale Rechts-Linksshunt bei absoluter Steigerung des Herzminutenvolumens eine absolute und relative Mehrperfusion der atelektatischen Lunge bedeutet.
3. Bei Erhöhung des Herzminutenvolumens auf mehr als 6 l/min war der Anstieg des intrapulmonalen Rechts-Linksshunts geringer als bei Änderung im Bereich kleinerer Herzminutenvolumina.

**Tabelle 7.** Veränderung des Rechts-Linksshunts nach Änderung des Herzzeitvolumens (unveränderter Atemmitteldruck): Meßwerte (vgl. Abb. 17)

| Vers.-Nr. | $\dot{Q}$ l/min | $\dot{Q}s/\dot{Q}$ % | $avDO_2$ Vol. % | $\dot{V}O_2$ ml/STPD | $S\bar{v}O_2$ % |
|---|---|---|---|---|---|
| V/ 1 | 1,5 | 33 | 8,6 | 131 | 45 |
| 2 | 2,9 | 45 | 5,38 | 156 | 60 |
| V/ 3 | 1,6 | 25 | 7,38 | 114 | 66 |
| 4 | 4,0 | 34 | 3,58 | 143 | 77 |
| V/ 5 | 4,7 | 32 | 3,46 | 161 | 80 |
| 6 | 7,8 | 39 | 2,11 | 165 | 89 |
| V/ 7 | 2,7 | 26 | 5,19 | 142 | 67 |
| 8 | 10,4 | 46 | 1,62 | 169 | 92 |
| V/ 9 | 2,1 | 32 | 3,85 | 80 | 79 |
| 10 | 3,2 | 39 | 2,6 | 84 | 87 |
| V/ 11 | 1,7 | 37 | 8,24 | 140 | 45 |
| 12 | 3,7 | 55 | 3,95 | 147 | 57 |
| V/ 13 | 1,7 | 32 | 5,84 | 101 | 69 |
| 14 | 4,2 | 42 | 2,8 | 119 | 85 |
| V/ 15 | 5,7 | 35 | 2,78 | 159 | 82 |
| 16 | 10,9 | 39 | 1,52 | 166 | 92 |
| V/ 17 | 4,3 | 39 | 3,43 | 145 | 70 |
| 18 | 9,2 | 44 | 1,35 | 125 | 91 |
| V/ 19 | 3,5 | 31 | 6,05 | 209 | 65 |
| 20 | 8,3 | 39 | 2,48 | 205 | 85 |
| V/ 21 | 5,8 | 33 | 3,32 | 192 | 78 |
| 22 | 8,3 | 39 | 2,48 | 205 | 85 |
| V/ 23 | 2,9 | 45 | 4,55 | 131 | 57 |
| 24 | 5,5 | 55 | 2,14 | 113 | 70 |
| V/ 25 | 4,5 | 44 | 3,52 | 158 | 52 |
| 26 | 5,5 | 52 | 2,42 | 133 | 69 |

4. Die größte bei unseren Versuchen erreichte Steigerung des Herzminutenvolumens betrug knapp das Vierfache des Ausgangswertes. Dabei errechnete sich eine Kurzschlußperfusion von 46% des Herzminutenvolumens. Dieser Shuntanteil entspricht etwa dem prozentualen Anteil nicht belüfteter Alveolen bei atelektatischer linker Lunge.
5. Der größte durch Erhöhung des Herzminutenvolumens erreichbare intrapulmonale Rechts-Linksshunt betrug 55% des Herzminutenvolumens, die mittlere Steigerung des intrapulmonalen Rechts-Linksshunt liegt bei 28% des Ausgangswertes.

*b) Variation des intrapulmonalen Rechts-Linksshunts durch Änderung des endexspiratorischen Drucks.* Die Ergebnisse dieser Versuche sind in Abb. 18 und 19a und b sowie Tabelle 8 dargestellt:

1. Eine Erhöhung des Beatmungsdrucks durch Einstellen eines positiv endexspiratorischen Drucks (PEEP) von 10 cm $H_2O$ führte regelmäßig zu einem Anstieg des intrapulmonalen Rechts-Linksshunts. Die Steigerung der pulmonalen Kurzschlußperfusion betrug zwischen 30 und 150% des Ausgangswertes, der Mittelwert ist bei 75% anzusetzen.
2. Bei Versuchen mit einem Ausgangsshunt von 35% und weniger ist die Steigerung des intrapulmonalen Rechts-Linksshunts nach Einstellen eines positiv endexspiratorischen Drucks größer als bei höherem Ausgangsshunt.
3. Die Erhöhung des Beatmungsdrucks führt in der Regel zu einem Abfall des Herzminutenvolumens. Bei bekannter Menge nicht belüfteter Alveolen und ansteigender intrapulmonaler Kurzschlußperfusion bedeutet dies eine relative Mehrperfusion der linksseitigen Atelektase.
4. Der größte, durch Einstellen eines positiv endexspiratorischen Drucks von 10 cm $H_2O$ produzierbare intrapulmonale Rechts-Linksshunt betrug 80% des Herzminutenvolumens. Der mittlere Anstieg der Kurzschlußperfusion war dabei doppelt so groß wie der mittlere $\dot{Q}s/\dot{Q}$-Anstieg nach Erhöhung des Herzminutenvolumens (Abb. 1).
5. Vergleicht man das Herzminutenvolumen mit dem zugehörigen intrapulmonalen Rechts-Linksshunt (Abb. 19a und b) zwischen Ausgangs- und Rückmessung, so findet man die Ergebnisse der Versuche zur Variation des intrapulmonalen Rechts-Linksshunts bei Änderung des Herzminutenvolumens bestätigt.

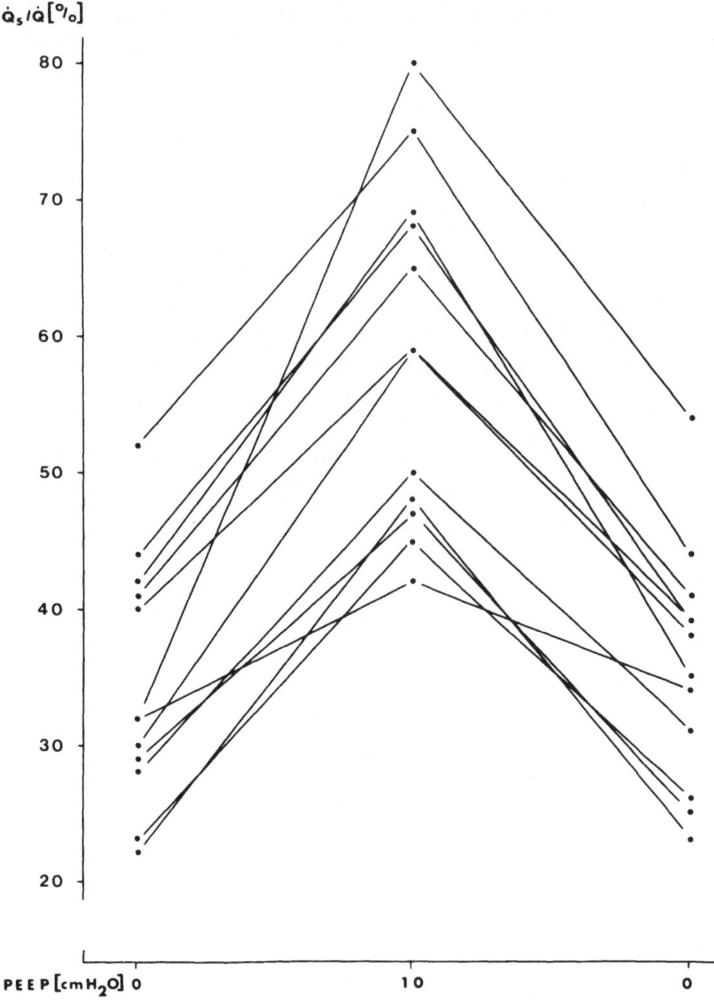


**Abb. 18.** Intrapulmonaler Rechts-Linksshunt (Q̇s/Q̇) in einem steady state vor, während und nach Steigerung des Atemmitteldrucks durch Einschalten eines positiv endexspiratorischen Drucks (PEEP) bei linksseitiger Atelektase des Hundes.

Nach Einschalten eines PEEP von 10 cm $H_2O$ stieg bei allen Versuchen die Perfusion der linksseitigen Atelektase (43 ± 4% des Lungenparenchyms) an. Der Anstieg von Q̇s/Q̇ betrug zwischen 30-150% des Ausgangswertes. Der höchste durch Steigerung des Atemdrucks erreichte Q̇s/Q̇ betrug 80% des Herzminutenvolumens. Bei konstantem, von der Ventilation ausgeschlossenem Lungenanteil bedeutet dieses Verhalten eine unterschiedlich große Umverteilung der Blutzirkulation aus der belüfteten in die nicht belüftete Lunge

**Tabelle 8.** Veränderung interpulmonalen Rechts-Linksshunts nach Erhöhung des endexspiratorischen Drucks (PEEP = 10 cm $H_2O$): Meßwerte (vgl. Abb 18)

| Vers.-Nr. | $\dot{Q}$ l/min | $\dot{Q}s/\dot{Q}$ % | $avDO_2$ Vol. % | $\dot{V}O_2$ ml/STPD | $S\bar{v}O_2$ % | EIP $cmH_2O$ | PEEP |
|---|---|---|---|---|---|---|---|
| P 1 | 2,7 | 22 | 4,91 | 131 | 74 | 22 | 0 |
| 2 | 1,5 | 48 | 6,57 | 101 | 34 | 38 | 10 |
| 3 | 2,4 | 23 | 5,71 | 137 | 64 | 20 | 0 |
| P 4 | 2,4 | 23 | 5,71 | 137 | 64 | 20 | 0 |
| 5 | 1,8 | 45 | 5,87 | 103 | 47 | 32 | 10 |
| 6 | 2,7 | 26 | 5,19 | 142 | 67 | 22 | 0 |
| P 7 | 7,0 | 42 | 2,17 | 152 | 84 | 20 | 0 |
| 8 | 4,0 | 69 | 2,75 | 111 | 57 | 31 | 10 |
| 9 | 5,7 | 35 | 2,78 | 159 | 82 | 18 | 0 |
| P 10 | 9,2 | 44 | 1,35 | 125 | 91 | 18 | 0 |
| 11 | 4,4 | 68 | 2,48 | 108 | 57 | 30 | 10 |
| 12 | 4,3 | 39 | 3,34 | 145 | 70 | 19 | 0 |
| P 13 | 5,5 | 52 | 2,42 | 133 | 68 | 24 | 0 |
| 14 | 3,4 | 75 | 3,35 | 114 | 20 | 34 | 10 |
| 15 | 4,5 | 44 | 3,52 | 158 | 52 | 22 | 0 |
| P 16 | 2,1 | 30 | 6,91 | 148 | 57 | 25 | 0 |
| 17 | 1,2 | 59 | 5,70 | 71 | 38 | 36 | 10 |
| 18 | 2,4 | 38 | 6,63 | 159 | 55 | 24 | 0 |
| P 19 | 1,7 | 32 | 5,84 | 101 | 69 | 20 | 0 |
| 20 | 1,5 NS | 80 | 4,88 | 72 | 20 | 32 | 10 |
| 21 | 1,8 | 54 | 5,97 | 108 | 56 | 19 | 0 |
| P 22 | 2,4 | 28 | 8,14 | 196 | 55 | 24 | 0 |
| 23 | 2,3 NS | 50 | 7,37 | 172 | 38 | 35 | 10 |
| 24 | 3,5 | 31 | 6,05 | 209 | 65 | 24 | 0 |
| P 25 | 5,2 | 41 | 2,72 | 140 | 84 | 15 | 0 |
| 26 | 3,0 | 65 | 3,53 | 105 | 59 | 30 | 10 |
| 27 | 3,9 | 41 | 3,63 | 142 | 76 | 15 | 0 |
| P 28 | 2,8 | 40 | 4,62 | 130 | 70 | 15 | 0 |
| 29 | 2,3 | 59 | 4,38 | 99 | 57 | 30 | 10 |
| 30 | 2,2 | 42 | 5,3 | 117 | 65 | 14 | 0 |
| P 31 | 1,5 | 29 | 7,48 | 115 | 64 | 15 | 0 |
| 32 | 1,3 NS | 47 | 7,17 | 91 | 53 | 28 | 10 |
| 33 | 1,5 | 25 | 7,38 | 114 | 66 | 15 | 0 |
| P 34 | 4,7 | 32 | 3,46 | 161 | 80 | 14 | 0 |
| 35 | 3,2 | 42 | 3,74 | 120 | 72 | 28 | 10 |
| 36 | 5,5 | 34 | 2,98 | 163 | 85 | 14 | 0 |

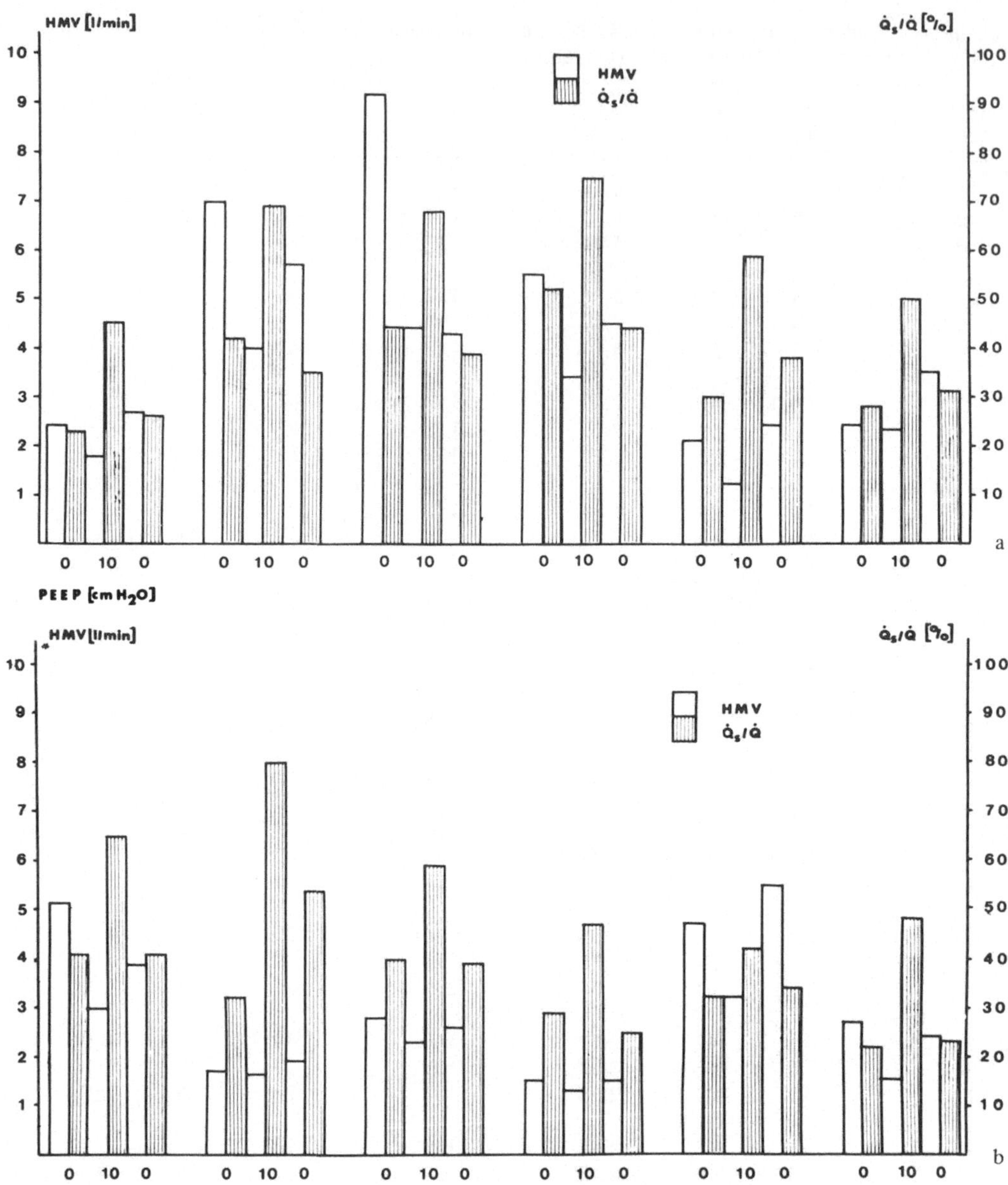


**Abb. 19a und b.** Intrapulmonaler Rechts-Linksshunt (Q̇s/Q̇, Maßstab rechts Seite) und Herzminutenvolumen (HMV, Maßstab linke Seite) bei Steigerung des Atemmitteldrucks durch Einschalten eines positiv endexspiratorischen Drucks (PEEP) bei linksseitiger Atelektase des Hundes.
Offene Säulen = HMV (l/min), schraffierte Säulen = intrapulmonaler Rechts-Linksshunt in Prozent des HMV. Drei Säulenpaare kennzeichnen jeweils die Änderung des Q̇s/Q̇ und HMV in einem steady state vor, während und nach Erhöhung des Atemmitteldrucks durch Einschalten eines PEEP von 10 cm $H_2O$. Darstellung von 12 Einzelversuchen.

Mit Erhöhung des Atemmitteldrucks vermindert sich bei jedem Versuch das Herzminutenvolumen. Lediglich bei drei Versuchen war der Abfall des HMV mit weniger als 15% nicht signifikant. Der gleichzeitig angestiegene Q̇s/Q̇ bedeutet eine relative Mehrperfusion der linksseitigen Atelektase bzw. eine Umverteilung der Blutzirkulation aus der rechten, belüfteten in die linke, atelektatische Lunge

# VI. Diskussion

## 1. Beurteilung eines veränderlichen intrapulmonalen Rechts-Linksshunts und seiner Auswirkung auf die Oxygenierung des Blutes anhand der theoretischen Untersuchung

Die Auswirkung eines pathologischen intrapulmonalen Rechts-Linksshunts auf die Sauerstoffversorgung der Zelle hängt im wesentlichen vom inspiratorischen Sauerstoffdruck, dem Hämoglobingehalt, dem Herzminutenvolumen und dem Sauerstoffverbrauch ab. Die in Abb. 2-8 vorgestellten speziellen Lösungen der Beziehung zwischen diesen Variablen erfüllen die Forderung nach einer differenzierten Beurteilung der die „Respiration" darstellenden Teilfunktionen – pulmonale Sauerstoffaufnahme, Sauerstofftransport und Sauerstoffverbrauch – zum Zeitpunkt der Befunderhebung. Der Meßgröße $P\bar{v}O_2$, also dem Sauerstoffdruck im gemischtvenösen Blut, kommt bei dieser Beurteilung die besondere Bedeutung einer Bilanzgröße zu. Bei bestehender pathologischer Kurzschlußperfusion und einem $P\bar{v}O_2$ von 35 Torr, entsprechend einer Sauerstoffsättigung von 70%, wird man, was die Sauerstoffversorgung angeht, von einer kompensierten Lage des Patienten sprechen. Kommt es im weiteren Verlauf der Behandlung zur Zunahme des intrapulmonalen Rechts-Linksshunts mit kritischem Abfall der gemischtvenösen Sauerstoffsättigung, so sind spontan sich einstellende bzw. iatrogen indizierbare Kompensationsmechanismen qualitativ und quantifizierbar aus den Diagrammen herauszulesen. Ist eine Steigerung des Herzminutenvolumens auf Dauer nicht mehr möglich, so bietet es sich an, den Sauerstoffverbrauch durch tiefe Sedierung und Kühlung – evtl. in Narkose unter Relaxation und automatischer Beatmung – zu senken. Würde man auf diese Art eine Halbierung des Sauerstoffverbrauchs erreichen, käme dies der kompensatorischen Wirkung einer Verdoppelung des Herzminutenvolumens gleich, deren Effekt auf die gemischtvenöse Sauerstoffsättigung – entsprechend einer gegenüber dem Ausgangswert halbierten $avDO_2$ anhand der Abb. 2-8 vorherzusagen ist. Der Erfolg einer solchen Maßnahme könnte tatsächlich aber eingeschränkt werden durch eine negativ inotrope Wirkung der zur Sedierung und Kühlung notwendigen Pharmaka. Außerdem müßte bedacht werden, daß mit einem Nachlassen der Herzleistung und einer Zunahme der Blutviskosität und damit des Strömungswiderstandes um so mehr zu rechnen ist, je weiter die Körpertemperatur unter 37°C gesenkt würde. Schließlich kann der $O_2$-sparende Effekt einer milden Hypothermie in praxi auch ganz ausbleiben: Eigene Messungen der Kohlendioxidproduktion zeigten nämlich, daß bei manchen Patienten – in der Regel handelt es sich um septische Zustände – unabhängig von der Senkung der Körpertemperatur auch bei einer Kerntemperatur von 35-36°C ein gegenüber Grundumsatzbedingungen erhöhter Sauerstoffverbrauch bestehen bleibt.

Sind die durch Erhöhung des Herzminutenvolumens bzw. Verminderung des Sauerstoffverbrauchs gegebenen Kompensationsmechanismen erschöpft, so bleibt insbesondere bei Bestehen einer Anämie die Zufuhr von Erythrozyten. Der Effekt dieser Maßnahme kann anhand der gemischtvenösen Sauerstoffsättigung aus den in Abb. 2-8 dargestellten Diagrammen quantifiziert werden. Er erscheint besonders eindrucksvoll, wenn man das für einen Hämoglobingehalt von 5,2 g % errechnete Diagramm mit dem für einen Hämoglobingehalt von 17,9 g % errechneten direkt vergleicht. Die Grenze der Erythrozytenzufuhr ist bei Überschreiten eines normalen Hämoglobingehaltes infolge zunehmender Viskosität und anderer möglicher Störungen der Mikrozirkulation zu setzen, obwohl das Beispiel der Fallot'schen Vitien und andere Polyglobulien zeigen, daß ein „normaler" Hämoglobingehalt nicht nur überschritten werden kann, sondern überschritten werden muß, um ein Überleben zu ermöglichen.

Grundsätzlich empfiehlt sich ein eher behutsames Vorgehen bei therapeutischen Eingriffen in den steady state eines beatmeten Patienten. Es muß auch bedacht werden, daß der anhand des entsprechenden Diagramms ablesbare Effekt quantitativ nur unter den Voraussetzungen zu erwarten ist, unter denen das Diagramm errechnet wurde, d.h. unter der Annahme, daß die Änderung eines Parameters bei konstanten übrigen Variablen erfolgt. In der Praxis findet sich dieses Verhalten nur zufällig. In der Regel muß vielmehr mit einer Änderung und einer ständigen gegenseitigen Beeinflussung von Herzminutenvolumen, intrapulmonalem Rechts-Linksshunt und Sauerstoffverbrauch gerechnet werden. Der quantitative Effekt einer therapeutischen Maßnahme kann daher erst nach einer erneuten Befunderhebung und Einordnung der Meß- bzw. Rechengrößen beurteilt und mit den erwarteten Werten verglichen werden.

## 2. Mechanismen der Verteilung und Umverteilung der Blutzirkulation in der Lunge bei akuter Atelektase im Tierversuch

*a) Einfluß von hydrostatischem Druck, Hypoxie, Hyperkapnie und pH-Wert.* Die Größe der regionalen Lungenperfusion hängt bei konstantem Gefäßwiderstand und konstanter Viskosität von der Differenz zwischen dem mittleren Druck in den Ästen der A. pulmonalis und dem mittleren Druck im linken Vorhof ab. Bleibt der Widerstand gleich, so kommt es in aufrechter Position bereits unter dem Einfluß des hydrostatischen Drucks zu einer unterschiedlichen von den Lungenspitzen zur Lungenbasis hin zunehmenden Perfusion der Lunge (153). Die in dieser Arbeit vorgestellten Experimente wurden bei Rückenlagerung des Versuchstieres durchgeführt. Die Auswirkung hydrostatisch bedingt unterschiedlicher Drucke in den Aufzweigungen der A. pulmonalis wurde auf diese Weise gering gehalten. Bei der Sektion des Tieres – also offenem Thorax – zeigte sich, daß sich die linke kollabierte und gasfreie Lunge eher unterhalb, die rechte beatmete eher oberhalb der frontalen Herzebene befand. Ein Einfluß des hydrostatischen Drucks auf die Perfusion der linken atelektatischen Lunge ist zu vernachlässigen, weil die Durchblutung der akut entstandenen Atelektase nicht zunahm, sondern in wechselndem Ausmaß gedrosselt wurde.

Für die regionale Umverteilung der Lungenperfusion bei akuter Atelektase müssen weitere Mechanismen angeführt werden: In Versuchen an Katzen zeigten Euler und Liljestrand (53), daß ein regionaler Abfall der Sauerstoffspannung und ein Anstieg des $CO_2$-Partialdrucks im Alveolarraum zu einem Anstieg des Gefäßwiderstands in diesem Gebiet und zur Umlenkung der Zirkulation in normal belüftete Lungenanteile führte. Dieser Effekt konnte auch beim Menschen durch einseitige Beatmung mit hypoxischen Gasgemischen nachgewiesen werden (2, 8, 58, 75, 86), jedoch in nicht voraussehbarer Höhe und nur dann, wenn die Sauerstoffkonzentration der Inspirationsluft weniger als 5% betrug. Ein erniedrigter pH-Wert infolge Hyperkapnie oder metabolischer Azidose läßt ebenfalls den pulmonalen Gefäßwiderstand ansteigen (4, 8, 9, 19, 41, 53). Ungeklärt ist die Art der Übertragung dieser – teleologisch betrachtet – sinnvollen Regulation. Gegen eine Regulation auf neuro-

humoralem Weg spricht die Tatsache, daß die gleichen Umverteilungseffekte auch am isoliert perfundierten Herz-Lungen-Präparat des Versuchstieres (4, 112, 161) und beim Menschen nach ausgiebiger Sympathektomie (127) hervorgerufen werden können.
Die Drosselung der Perfusion durch den atelektatischen Teil der Lunge wird von einigen Autoren auf eine Widerstandserhöhung infolge Torquierung, Änderung des Radius und der Länge intraalveolärer Kapillaren und extraalveolärer kleinerer Gefäße zurückgeführt (93, 109). Schon Weiss (152) spricht 1926 anläßlich der Diskussion zur Durchblutung der Kollapslunge vom „Gartenschlauchphänomen" der Lungenkapillaren.
Die Auswirkung eines erniedrigten pH-Wertes, eines erniedrigten Sauerstoff- und erhöhten Kohlendioxiddrucks in der Höhe gemischtvenöser Werte sowie der mögliche Einfluß einer geänderten Gefäßgeometrie in einer Atelektase dürfen in den eigenen Versuchen am Verhalten und der Größe des intrapulmonalen Rechts-Linksshunts nach akut entstandener Atelektase abgelesen werden, nachdem ein meßbarer Einfluß der Hydrostase unter unseren Versuchsbedingungen nicht vorliegen konnte. Der intrapulmonale Rechts-Linksshunt variierte nach Bestehen der Atelektase bei den einzelnen Versuchen zwischen 25 und 45% des Herzminutenvolumens. Diese beträchtliche Variabilität steht in Einklang mit Befunden anderer Untersucher, die sich von einer geringen relativen Mehrperfusion (1, 51, 57, 113) bis zu einer erheblichen Drosselung erstrecken (26, 31, 38, 108).
Die große Variabilität der Durchblutung einer akut entstandenen Atelektase an sich sowie die Tatsache, daß eine eingetretene Drosselung durch Änderung des Herzminutenvolumens oder durch Änderung des Beatmungsdrucks sowohl durchbrochen als auch damit eine relative Mehrperfusion erzielt werden kann, beweist die übergeordnete Bedeutung dieser beiden Mechanismen für die Verteilung und regionale Umverteilung des Blutstroms durch die Lunge.

*b) Variabilität des intrapulmonalen Rechts-Linksshunts durch Änderung des Herzminutenvolumens unter Beatmung mit intermittierendem Überdruck bei linksseitiger Atelektase.*
Aus der niedrigen Druckdifferenz zwischen A. pulmonalis und dem linken Vorhof – im Mittel 10 mm Hg beim Gesunden – ergibt sich in bezug auf den Körperkreislauf ein etwa um das Achtfache erniedrigter Strömungswiderstand im kleinen Kreislauf. Bei gering ausgebildeter Fähigkeit vasomotorischer Regulation besteht eine weite, fluß- und druckabhängige passive Dehnbarkeit des Kapillarbetts der Lunge (17, 22, 23, 50, 70, 89, 110, 151, 155, 156). Dies bedeutet, daß ein Mehrfaches des Herzminutenvolumens in Ruhe bei nur geringem Anstieg des Drucks in der A. pulmonalis die Lunge passieren kann. Man muß sich aber auch darüber im klaren sein, daß aus dem gleichen Grund geringe Fehler bei der Messung des Mitteldrucks in der A. pulmonalis ebenso wie der Rückschluß vom gemessenen „Wedge-Drucks" auf den Mitteldruck im linken Vorhof bei hohem intrathorakalem Druck zu großen Fehlern bei der Bestimmung des pulmonalen Gefäßwiderstandes führen können (24, 47, 68, 98). Bei den eigenen Versuchen können aus der Änderung des intrapulmonalen Rechts-Linksshunts sichere Schlüsse auf regional unterschiedliche Änderungen des pulmonalen Gefäßwiderstandes gezogen werden. Mit ansteigendem Herzminutenvolumen nahm die intrapulmonale Kurzschlußperfusion zu. Dies bedeutet bei linksseitiger Atelektase und damit bekannter relativer Menge nicht belüfteter Alveolen eine Rückverteilung der Perfusion aus der beatmeten in die atelektatische Lunge infolge Verminderung des Strömungswiderstandes in der atelektatischen Lunge. Bleibt bei Druckanstieg in der A. pulmonalis der Gesamtwiderstand nach Steigerung des Herzminutenvolumens gleich, so muß zusätzlich eine Erhöhung des Gefäßwiderstandes auf der beatmeten Seite zur Rückverteilung des Blutstroms in die atelektatische Lunge beigetragen haben.

Es fällt auf, daß ausgehend von einem bereits erhöhten Herzminutenvolumen eine weitere Steigerung auf mehr als 6 l/min zu einem Anstieg der Kurzschlußperfusion führt, der den prozentualen Anteil nicht belüfteter Alveolen an der Gesamtzahl der Alveolen nicht überschreitet. Dagegen fand sich bei den Versuchen ein vergleichsweise steilerer Anstieg des intrapulmonalen Rechts-Linksshunts – in drei Versuchen auf über 50% des Herzminutenvolumens – wenn eine Steigerung aus einem steady state mit einem eher zu niedrigen Herzminutenvolumen heraus erfolgte. Dieses Verhalten läßt auf einen, bei niedrigem und hohem Herzminutenvolumen verschieden großen, im nächsten Absatz zu besprechenden Einfluß des intraalveolären Drucks auf den Stömungswiderstand im Gefäßbett der beatmeten Lunge schließen. Dennoch soll betont werden, daß bei Normoventilation mit intermittierendem Überdruck und linksseitiger Atelektase nach Steigerung des Herzminutenvolumens bis zum 4fachen des Ausgangswertes der intrapulmonale Rechts-Linksshunt ansteigt, die dabei erreichte Höhe der Kurzschlußperfusion den prozentualen Anteil der Atelektase am gesamten Lungenparenchym (43 ± 4%) im Mittelwert erreicht und nur ausnahmsweise und geringfügig überschreitet.

*c) Variabilität des intrapulmonalen Rechts-Linksshunts durch Änderung des intraalveolären Drucks nach Einstellen eines erhöhten endexspiratorischen Drucks bei linksseitiger Atelektase.* Die Weite des Gefäßbetts der Alveolen hängt ab vom transmuralen Druck, definiert als Druckdifferenz zwischen dem Druck im Gefäß und dem im umgebenden Gewebe herrschenden Druck. Der die Kapillare umgebende Druck ist nicht direkt meßbar – der repräsentative Ort der Messung wäre der interstitielle Raum zwischen Alveolar- und Kapillarepithel – liegt aber nahe am intraalveolären Druck. Übersteigt der intraalveoläre Druck den Druck auf der pulmonalarteriellen Seite der Kapillaren, so kommt es zum Kollaps dieser Gefäße. Fällt der intraalveoläre Druck ab, so wird ein Abstrom des Blutes verhindert, solange der intraalveoläre Druck noch über dem im pulmonalvenösen Gefäßbett herrschenden Druck liegt. Fluß- und Widerstandsänderungen sind demnach abhängig von Höhe und Druckgefälle zwischen dem Druck in der A. pulmonalis und dem Druck im linken Vorhof einerseits und der Höhe des intraalveolären Drucks andererseits (23, 29, 46, 62, 77, 81, 90, 116, 119, 133, 149). Die Betrachtung dieses einfachen Konzeptes wird kompliziert durch Druckschwankungen in der A. pulmonalis, durch atemsynchrone Änderungen des intraalveolären Drucks und den wechselnd hohen, wesentlich durch die Funktion des linken Ventrikels bestimmten Druck im linken Vorhof. Die Beachtung dieser Tatsachen macht eine atemsynchrone oder atemabhängig regional unterschiedliche Verteilung der Lungenperfusion bereits beim Gesunden verständlich.

Eine Erhöhung des intraalveolären Drucks wurde bei den eigenen Versuchen mit linksseitiger Atelektase durch Einstellen eines konstanten Ausatemwiderstandes von 10 cm $H_2O$ bei intermittierender positiver Druckbeatmung erreicht. Bei unveränderter Gesamtventilation und erhöhter funktioneller Residualkapazität stieg der Atemmitteldruck von 4 ± 1 mm Hg auf 15 ± 2 mm Hg an, was in allen Versuchen einen Anstieg des intrapulmonalen Rechts-Linksshunts zur Folge hatte. Die bei zwei Versuchen erreichte Höhe der intrapulmonalen Kurzschlußperfusion betrug 42 bzw. 45% des Herzminutenvolumens. Bei weiteren 10 Versuchen variierte die Höhe des intrapulmonalen Rechts-Linksshunts nach Erhöhung des Atemmitteldrucks zwischen 47 und 80% des Herzminutenvolumens. Im Gegensatz zu den Versuchen mit Änderung des Herminutenvolumens bei niedrigem Mitteldruck in den Atemwegen kam es also in den Experimenten, in welchen der Atemmitteldruck erhöht wurde, generell zu einer sehr ausgeprägten Zunahme der Durchblutung der Atelektase, welche in der Mehrzahl der Fälle größer wurde, als dem Anteil der Atelektase am gesamten Lungenparenchym entsprach. Dieses Verhalten kann, vorausgesetzt, der Gesamtwiderstand in der Lunge bleibt gleich, nur durch beträchtliche Widerstandserhöhung in der beatmeten Lunge bei gleichzeitig kleiner werdendem Strömungswiderstand in der Atelektase erklärt werden. Steigt der Gesamtwiderstand an, so muß der Strömungswiderstand in der beatmeten Lunge beträchtlich steiler ansteigen als der im Gefäßbett der Atelektase, um den gemessenen Anstieg der Kurzschlußperfusion zu erklären. Bei fehlendem Druckanstieg in den Alveolen der atelektatischen Lunge besteht mit dem Einstellen eines positiv endexspiratorischen Drucks in den Kapillaren der nicht beatmeten Lunge ein höherer transmuraler Druck und damit ein relativ geringerer Strömungswiderstand.

Bei 9 von 12 Versuchen kam es mit Erhöhung des Mitteldrucks in den Atemwegen zu einer deutlichen Reduktion des Herzminutenvolumens (Tabelle 8). Bei keinem dieser Versuche kam es zu einem Anstieg des Herzminutenvolumens. Wahrscheinliche Ursache ist ein verminderter venöser Rückstrom infolge kleiner werdender Druckdifferenz zwischen dem rechten Vorhof und dem Druck in den dem Thorax vorgeschalteten großen Venen (69, 96, 117, 121, 125, 141). Die größte von uns gemessene Zunahme des intrapulmonalen Rechts-Links-shunts betrug das 1 1/2-fache des Ausgangswertes, ausgehend von einem steady state mit niedrigem Herzminutenvolumen. Die Darstellung eines Einzelversuchs soll die besonders ungünstige Konstellation eines erhöhten intraalveolären Drucks und eines niedrigen Herzminutenvolumens bezüglich der Umlenkung der Lungenperfusion aus der beatmeten in die atelektatische Lunge verdeutlichen (Abb. 20): Unter schrittweiser Entblutung, ausgehend von einem hypervolämischen Gleichgewicht mit hohem Herzminutenvolumen – die Sauerstoffsättigung im gemischtvenösen Blut betrug 90% – wurde der intraalveoläre Druck durch Heraufsetzung des endexspiratorischen Drucks von Null über 10 auf 20 cm $H_2O$ stufenweise erhöht. Nachdem eine Blutentnahme von 800 ml keinen Effekt auf das bestehende Verhältnis Durchblutung der belüfteten Lunge zu Durchblutung der linksseitigen Atelektase gezeigt hatte, stieg der intrapulmonale Rechts-Linksshunt nach endexspiratorischer Atemdruckerhöhung um 10 cm $H_2O$ von 44 auf 49% deutlich an. Die gemischtvenöse Sauerstoffsättigung betrug zu diesem Zeitpunkt 87%, ein Hinweis auf ein relativ und mit 8 l/min auch absolut großes Herzminutenvolumen. Nach weiterer Blutentnahme von zweimal 500 ml und gleichbleibendem Druck in den Atemwegen stieg der intrapulmonale Rechts-Linksshunt auf 68% des Herzminutenvolumens an. Zum Schluß betrug die Durchblutung der Atelektase fast 80% des Herzminutenvolumens, nachdem der Atemmitteldruck durch Steigerung des endexspiratorischen Drucks auf 20 cm $H_2O$ noch einmal erhöht worden war. Dies bedeutet eine Umverteilung von fast 2/5 des durch die Lunge fließenden Blutes aus der belüfteten in die atelektatische Lunge.

Änderungen der intrapulmonalen Kurzschlußperfusion bei linksseitiger Atelektase weisen darauf hin, daß zwischen beatmeter Lunge und Atelektase unterschiedliche Änderungen des Strömungswiderstandes bestehen. Unter der Voraussetzung, daß der „Wedge-Druck", also der Druck am pulmonal-arteriellen Ende der Kapillaren mit dem Druck im linken Vorhof über weite Bereiche übereinstimmt (68, 98) und der Fluß durch die belüftete und atelektatische Lunge anhand der relativ gemessenen Kurzschlußperfusion bei absolut gemessenem Herzminutenvolumen ausreichend genau bestimmt werden kann, wurden bei einem weiteren Einzelversuch die Strömungswiderstände in Abhängigkeit von der Änderung des intraalveolären Drucks bestimmt (Abb. 21): Mit Erhöhung des endexspiratorischen Drucks auf 5 cm $H_2O$ erreicht der Strömungswiderstand in der belüfteten Lunge den im Gefäßbett der Atelektase bei gering angestiegenem Gesamtwiderstand. Bei Erhöhung des endexspiratorischen

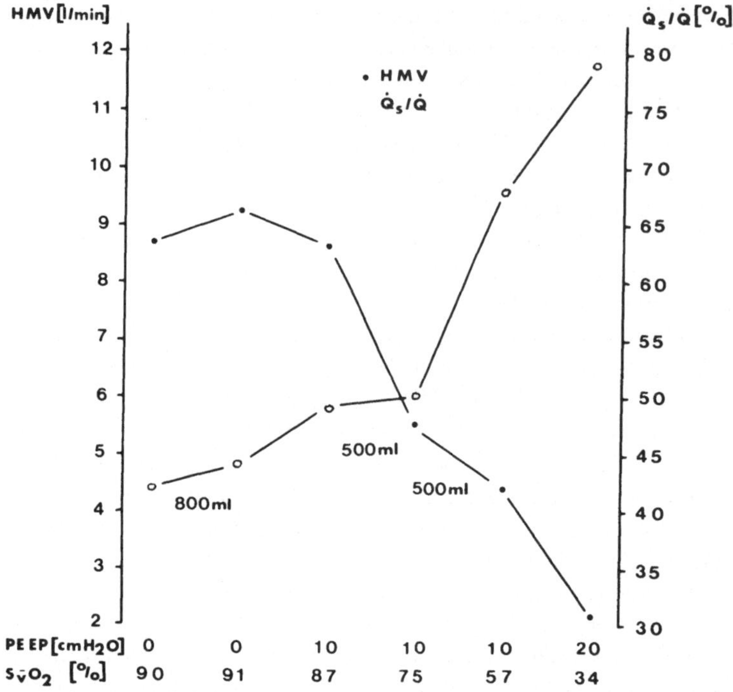


**Abb. 20.** Intrapulmonaler Rechts-Linksshunt bei Reduktion des Herzminutenvolumens und gleichzeitiger Erhöhung des Atemmitteldrucks.
Offene Kreise = intrapulmonaler Rechts-Linksshunt ($\dot{Q}s/\dot{Q}$, Maßstab der rechten Seite der Abb.), Punkte = Herzminutenvolumen (HMV, Maßstab der linken Seite der Abb.). Linksseitige Atelektase des Hundes entsprechend 43 ± 4% des Lungenparenchyms. Reduktion des HMV durch schrittweise Entnahme von insgesamt 1 800 ml Blut. Erhöhung des Atemmitteldrucks durch Einschalten eines positiv endexspiratorischen Drucks (PEEP). Den sechs im Abstand von 30 min. durchgeführten Messungen von $\dot{Q}s/\dot{Q}$ und HMV sind am unteren Rand der Abb. jeweils die Höhe des PEEP und die gemischtvenöse Sauerstoffsättigung ($S\bar{v}O_2$) zugeordnet.
Ausgehend von einem steady state mit hohem HMV bei Hypervolämie ($S\bar{v}O_2$ 91%) und fehlender Drosselung der Perfusion durch die atelektatische Lunge ($\dot{Q}s/\dot{Q}$ 42%) zeigt sich mit zunehmend kleiner werdendem HMV und steigendem Atemmitteldruck eine Umverteilung der pulmonalen Perfusion aus der belüfteten in die atelektatische Lunge, deren Durchblutung bei Versuchsende 80% des HMV ausmachte.
$S\bar{v}O_2$ betrug bei Versuchsende als Ausdruck des „low output" und der ansteigenden pathologischen Kurzschlußperfusion 34%

Drucks auf 10 cm $H_2O$ steigt der Gesamtwiderstand weiter an. Dabei beträgt die Zunahme des Strömungswiderstandes in der belüfteten Lunge mehr als das Dreifache im Vergleich zur Zunahme des Strömungswiderstandes in der Atelektase. Mit einer weiteren Erhöhung durch einen PEEP von 15 cm $H_2O$ ist bei geringer Erhöhung des Gesamtwiderstands der Stömungswiderstand im Gefäßbett der belüfteten Lunge mehr als doppelt so hoch wie der Strömungswiderstand im Gefäßbett der atelektatischen Lunge, 75% des Herzminutenvolumens fließen unter diesen Bedingungen als Kurzschlußperfusion durch das Gefäßbett der atelektatischen Lunge. Bei der Rückmessung ohne Erhöhung des endexspiratorischen Drucks wurden die Ausgangswerte praktisch erreicht. Der intrapulmonale Rechts-Linksshunt beträgt dabei wieder 44%, entsprechend dem Anteil des Parenchyms der atelektatischen an der Gesamtlunge.

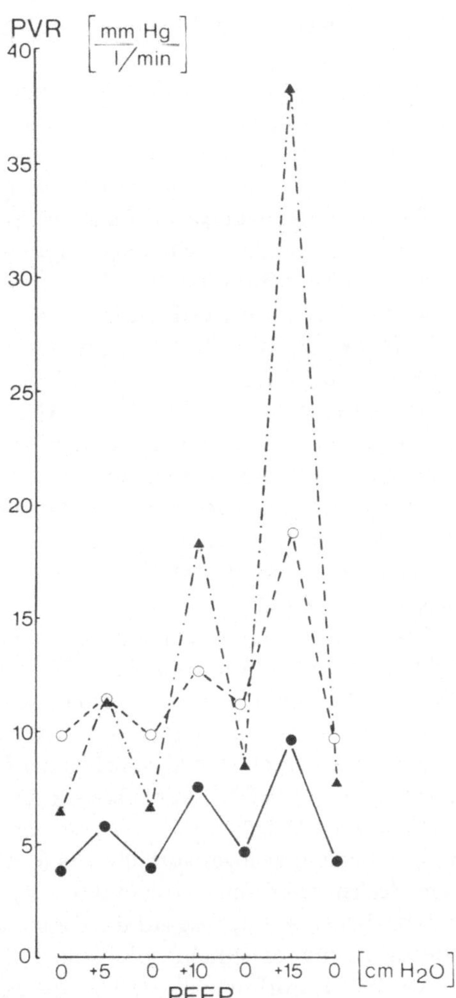


**Abb. 21.** Strömungswiderstand (PVR, senkrechter Maßstab) im Kapillarbett der belüfteten und atelektatischen Lunge unter wechselnd hohem Atemmitteldruck, erzeugt durch variablen positiv endexspiratorischen Druck (PEEP), gekennzeichnet auf der Waagrechten.

Linksseitige Atelektase des Hundes. ●–● = Gesamtströmungswiderstand, ▲–▲ = PVR im Gefäßbett der belüfteten Lunge, ○–○ = PVR im Kapillarbett der atelekatischen Lunge.

Bei einem PEEP von 15 cm $H_2O$ war der PVR im Kapillarbett der belüfteten rechten Lunge doppelt so hoch wie in dem der atelektatischen Lunge. Bei der Rückmessung wurden die Ausgangswerte praktisch wieder erreicht

## 3. Tierexperimentelles Modell und pathologische Kurzschlußperfusion beim Patienten

Wenn Erkenntnisse aus Tierexperimenten mit klinischen Befunden verglichen werden und bei der Behandlung beatmeter Patienten verwendet werden sollen, so sind drei wichtige, die Methodik betreffende Forderungen soweit als möglich zu erfüllen:

1. Die tierexperimentell induzierte Störung sollte klinisch wichtigen, d.h. häufigen und gefährlichen Schädigungen der Lunge entsprechen. Diese sind: fein verteilte und zusammenhängende Atelektasen, Stauungslunge mit interstitiellem oder intraalveolärem Ödem und entzündliche Infiltration, jeweils allein oder zusammen mit wechselndem Anteil.
2. Die Einflüsse der Anaesthesie im Tierexperiment sollten nicht wesentlich andere sein als die der Sedierung beatmeter Schwerkranker. Insbesondere sollte die Kreislaufregulation erhalten bleiben.
3. Die relative Menge nicht belüfteter Alveolen sollte bekannt sein und unter den Versuchsbedingungen – Änderung des Herzminutenvolumens und Änderung des Beatmungsdrucks – konstant gehalten werden können.

Die Atelektase ist bei bettlägerigen Patienten generell und bei Patienten nach chirurgischem Eingriff oder Trauma betont als häufigste Ursache einer Hypoxämie anzusehen (49, 92). Entsteht eine Atelektase infolge Obstruktion eines Segment- oder Hautbronchus, so sind eindeutige klinische Befunde zu erheben: Tachykardie, Tachypnoe, im Falle der einseitigen Lungenatelektase eine ungleichmäßige Atemexkursion, ein pathologischer Auskultationsbefund und eindeutige röntgenologische Zeichen. So bedrohlich dieses Krankheitsbild im Einzelfall aussehen kann, so eindrucksvoll erscheint der Effekt der relativ einfachen Therapie, wenn es gelingt, die Obstruktion durch Absaugen mit Hilfe von Bildwandler oder Bronchoskop und durch anschließendes Blähen der Lunge zu beseitigen und so kollabierte Lungenareale wieder zu belüften. Ähnliches gilt für eine durch intrathorakale Kompression (Ansammlung von Flüssigkeit oder Gas) entstandene größere Atelektase.

Häufiger, klinisch weniger auffällig und im Verlauf längerer Zeit entstehen Atelektasen nach einem Mechanismus ohne Obstruktion (82). Wird die Ausdehnung der Lunge während der exspiratorischen Atempause auf das Gasvolumen eingeschränkt, das der funktionellen Residualkapazität entspricht, so soll ein Teil der Alveolen physiologischerweise kollabiert sein. Die Wiedereröffnung dieser, über die ganze Lunge verteilten Bezirke kollabierter Alveolen geschieht physiologischerweise am Ende der nächsten Inspiration und durch einzelne, in den normalen Atemzyklus unwillkürlich eingeschaltete tiefe Atemzüge (14). Wird eine ausgiebige Atemexkursion behindert oder entfallen die periodisch eingestreuten „Seufzer", so werden kollabierte Alveolarbezirke persistieren, sich konsolidieren und an Umfang zunehmen (92). Klinische Sachverhalte, die für diesen Entstehungsmechanismus von Atelektasen mittelbar oder unmittelbar verantwortlich gemacht werden müssen, seien kurz erwähnt: Pneumoperitoneum nach Oberbaucheingriffen, Ileus, geblähter Magen, subphrenischer Abszeß, straffe Verbände im Bereich des Thorax und des Abdomens, spezielle Lagerungen bei Frakturen des Beckens oder der unteren Extremitäten, führen durch eine verminderte Beweglichkeit des ein- oder beidseitig hochgedrängten Zwerchfells zu einer Verminderung der funktionellen Residualkapazität und begünstigen damit die Entstehung von Atelektasen (20, 39, 118). Der durch Schmerzen infolge der zugrundeliegenden Erkrankung, liegende Thoraxdrainagen oder Operationswunden veränderte Atemtyp ist gekennzeichnet durch flache und frequente Atmung. Analgetika – wenn sie nicht lokal gegeben werden oder nach Art einer Leitungsanaesthesie wirken – vermindern zusätzlich die Frequenz der „Seufzer" (13, 91, 115). Bei Patienten unter Allgemeinanaesthesie und Spontanatmung ist eine „Seufzeratmung" schließlich nicht mehr vorhanden. Klinische Zeichen nach diesem Mechanismus entstandener, über die ganze Lunge verteilter Atelektasen fehlen zunächst. Der röntgenologische Nachweis gelingt in der Anfangsphase nicht. Eine zunehmende Verminderung der funktionellen Residualkapazität und ein geringgradig ansteigender intrapulmonaler Rechts-Linksshunt sind erste Hinweise (12, 103, 105, 162). Eine weitere Gefahr der Entstehung und Konsolidierung verteilter Atelektasen droht durch Anwendung unkontrolliert hoher Sauerstoffkonzentrationen in der Inspirationsluft. Die Applikation von Sauerstoff über Nasensonden, Masken und Inkubatoren führt zu unbekannt hohen Sauerstoffkonzentrationen im inspirierten Gas (15, 55, 138). Selbst die $O_2$-Konzentrationseinstellung mancher druckgesteuerter Beatmungsgeräte erlaubt, trotz anders lautender Angaben der Hersteller, keine definierte Dosierung der inspiratorischen $O_2$-Konzentration (160). Mit zunehmender Sauerstoffkonzentration der Inspirationsluft nimmt die Stickstoffkonzentration im Alveolarraum entsprechend ab. In minderbelüfteten Gebieten der Lunge kommt es dann abhängig von der Höhe der Perfusion zu einer mehr oder weniger raschen Resorption des Sauerstoffs und bei vermindertem oder fehlendem Stickstoffanteil zum Kollaps der entsprechenden Alveolen (42, 71, 126, 140).

Bei dem in der vorliegenden Arbeit verwendeten tierexperimentellen Modell konnten nicht alle bei Kranken nach operativem Eingriff oder Trauma häufiger vorkommenden Mechanismen der Entstehung einer Atelektase nachgeahmt werden. Unberücksichtigt blieben darüber hinaus andere Ursachen einer gesteigerten pulmonalen Kurzschlußperfusion wie intraalveoläres Ödem, insterstitielles Ödem, entzündliche Infiltration, Aspiration oder Blutung in die Lunge. Ein kritischer Vergleich der vorgelegten Ergebnisse aus Tierexperimenten mit Resultaten klinischer Untersuchungen muß daher die Tatsache berücksichtigen, daß die erste in diesem Kapitel gestellte Forderung nach einem kliniksnahen Modell eines gesteigerten intrapulmonalen Rechts-Linksshunts nicht in allen Teilen erfüllt werden konnte. Andererseits waren Untersuchungen zur Frage der Variabilität der Perfusion nicht belüfteter Alveolen nicht möglich, wenn ihr Anteil nicht bekannt war und unter den Versuchsbedingungen – Änderung des Herzminutenvolumens, Änderung des Beatmungsdrucks – nicht konstant gehalten werden konnten.

## 4. Beurteilung der Variabilität einer pathologischen Kurzschlußperfusion der Lunge beim Patienten

*a) Zirkulatorische Kompensation einer respiratorischen Insuffizienz*. Aus den in Abb. 2-8 zusammengefaßten speziellen Ergebnissen theoretischer Untersuchungen kann u.a. ersehen werden, daß und um welchen Betrag das Herzminutenvolumen – spontan oder iatrogen unterstützt – ansteigen muß, wenn bei konstantem Sauerstoffbedarf eine kurzschlußbedingte Verminderung des Sauerstoffangebots an die Körpergewebe vermieden werden soll. Störungen der Respiration können also durch eine Steigerung des Blutumlaufs in jedem Fall kompensiert werden. Dabei sind – und das geht aus denselben Darstellungen hervor – die Anforderungen an einen solchen zirkulatorischen Kompensationsmechanismus bei einer bestimmten pulmonalen Kurzschlußperfusion um so höher, je größer der Sauerstoffverbrauch der Zellen und je geringer die Hämoglobinkonzentration des Blutes ist.

In der Praxis sind jedoch die Möglichkeiten, schwere Störungen der Oxygenierung zirkulatorisch zu kompensieren, allein durch eine individuell verschiedene, bei Schwerkranken gewiß reduzierte, maximale, auf Dauer mögliche Pumpleistung des Herzens begrenzt. Diese dürfte nach eigenen Schätzungen bei gut der Hälfte des nur kurzfristig erreichbaren maximalen Herzzeitvolumens liegen.

Nicht so selbstverständlich, aber für eine realistische Einschätzung zirkulatorischer Kompensationsmöglichkeiten bei respiratorischer Insuffizienz ebenso wichtig wie die Erkennung kardialer Leistungsgrenzen, ist die nur praktisch durchführbare Prüfung der Frage, ob die pulmonale Kurzschlußperfusion in ihrem Verhältnis zur gesamten Lungenperfusion wiederum eine Funktion dieser Gesamtperfusion sein kann. Dafür ergaben sich in der Tat bereits aus Meßergebnissen von Patienten Anhaltspunkte (vgl. Abb. 10-16).

Ein gegenüber dem Ausgangswert erhöhtes Herzminutenvolumen kann zu einer nicht nur absoluten, sondern auch relativen Steigerung der Durchblutung nicht belüfteter Alveolargebiete und damit zu einer Zunahme der pathologischen Kurzschlußperfusion der Lunge führen. Dies konnte durch die Tierversuche bestätigt werden: In ihnen konnte sogar regelmäßig unter erhöhtem Herzminutenvolumen ein gegenüber dem Ausgangswert auch relativ gesteigerter intrapulmonaler Rechts-Linksshunt gemessen werden, wobei daran erinnert werden soll, daß die Zahl nicht belüfteter Alveolen experimentell mit großer Sicherheit konstant gehalten werden konnte.

Eine solche Sicherheit existiert bei einem Lungeninsuffizienten in der Klinik nicht. Vielmehr ist hier stets zu fragen, ob ein mit dem Herzminutenvolumen zunehmender intrapulmonaler Rechts-Linksshunt auf ein Anwachsen der Zahl nicht belüfteter Alveolen oder auf eine Mehrperfusion nicht belüfteter Alveolen zurückzuführen ist, oder ob umgekehrt ein mit abnehmendem Herzminutenvolumen kleiner werdender intrapulmonaler Rechts-Linksshunt eine Heilungstendenz der Lunge oder lediglich eine zunehmende Drosselung der Perfusion eines gleichbleibenden, für den Gasaustausch ineffektiven Teils der Lunge anzeigt. Für eine Differenzierung ergeben sich aber bei behutsamer Interpretation der Resultate unserer klinischen und tierexperimentellen Untersuchungen folgende Kriterien:

1. Die Perfusion nicht belüfteter Lungenareale wird mit kleiner werdendem Herzzeitvolumen zunehmend gedrosselt, wenn der Atemmitteldruck gleichbleibt (vgl. Abb. 17).
2. Durch Steigerung des Herzminutenvolumens allein – selbst um ein Mehrfaches des Ausgangswertes – wird die Höhe des relativen intrapulmonalen Rechts-Linksshunts den prozentualen Anteil der für den Gasaustausch ineffektiven Alveolen am gesamten Lungenparenchym nicht überschreiten (Abb. 17).
3. Das Ausmaß der Drosselung der Perfusion nicht belüfteter Lungenanteile wird bei akuter pulmonaler Insuffizienz die Hälfte der prozentualen Verteilung belüfteter Lunge zu nicht belüfteter Lunge nicht unterschreiten (vgl. Abb. 17). Dies gilt nicht für die Minderperfusion chronischer Atelektasen, in welchen durch Änderungen in der Struktur der Gefäße im Laufe von Wochen und Monaten die Perfusion nahezu sistiert (21, 80).
4. Sind mangelhafte Sedierung oder Schmerzbekämpfung oder angestiegener Sauerstoffverbrauch in Hyperthermie oder bei Unruhe Ursache eines erhöhten Herzminutenvolumens, so spricht ein gegenüber dem Ausgangswert geringfügig erhöhter intrapulmonaler Rechts-Linksshunt für eine verminderte Drosselung der Perfusion nicht belüfteter Alveolargebiete und umgekehrt. Gleichzeitig fehlende Änderungen im Auskultations- und Röntgenbefund der Lunge stützen diese Annahme.
5. Ein Anstieg des Herzminutenvolumens bei konstant hohem oder sogar kleiner werdendem intrapulmonalem Rechts-Linksshunt muß als eine Verminderung der Zahl nicht belüfteter Alveolen interpretiert werden.
6. Ein vermindertes oder unverändertes Herzminutenvolumen bei gleichzeitig deutlich angestiegener pathologischer Kurzschlußperfusion der Lunge und gleichbleibendem Beat-

mungsdruck deutet mit großer Sicherheit auf eine Zunahme nicht mehr belüfteter Alveolargebiete hin.

Es kann leicht eingesehen werden, daß zur Beurteilung einer zirkulatorischen Kompensation eines intrapulmonalen Rechts-Linksshunts die Kenntnis der Absolutgröße des durch Kälte- oder Farbstoffverdünnung gemessenen Herzminutenvolumens allein von geringem Wert ist. Zusätzliche Messungen des Energiebedarfs und der Sauerstoffspannung im gemischtvenösen Blut gestatten erst eine Aussage darüber, ob das gemessene Herzminutenvolumen dem aktuellen Energiebedarf adäquat ist. Ein Herzindex von 7 l/min · $m^2$ kann zu gering sein, erkennbar an einem Sauerstoffdruck im gemischtvenösen Blut von weniger als 30-35 mm Hg, ein Herzindex von 2 l/min · $m^2$ wird ausreichend sein, wenn im gemischtvenösen Blut die Sauerstoffspannung mehr als 35-40 mm Hg beträgt. Hier liegt der Vorteil der beschriebenen Anwendung des Fick'schen Prinzips zur Bestimmung des Herzminutenvolumens. Messungen des aeroben Energiebedarfs, der Oxygenierung im arteriellen und im endkapillären Blut des großen Kreislaufs, repräsentiert durch die Größe gemischtvenöser Sauerstoffdruck, sind Bestandteil der Methode, wodurch nicht nur eine quantitative, sondern auch – für therapeutische Konsequenzen oft von großer Bedeutung – eine qualitative Beurteilung des gemessenen Herzminutenvolumens ermöglicht wird (79). Dies soll im folgenden verdeutlicht werden: Bei der in Abb. 10 zusammengestellten Patientengruppe stiegen Herzminutenvolumen, intrapulmonaler Rechts-Linksshunt und Sauerstoffverbrauch gegenüber dem Ausgangswert an. Bei 3 von 10 Patienten betrug die Höhe der Kurzschlußperfusion mehr als das Doppelte des Ausgangswertes. Mit großer Sicherheit hat bei diesen Patienten die Menge nicht belüfteter Alveolen zugenommen. Bei allen Patienten entsprach die Höhe des Herzminutenvolumens dem aeroben Energiebedarf, gemessen an der im Normbereich liegenden Sauerstoffsättigung im gemischtvenösen Blut (Abb. 10, Tabelle 1).

Sichere Aussagen erlauben die Meßergebnisse der in Abb. 11 zusammengestellten Patienten. Bei gleichbleibendem Herzminutenvolumen (Tabelle 2) stieg der intrapulmonale Rechts-Linksshunt an. Dies kann nur eine Zunahme der für den Gasaustausch ineffektiven Lungenanteile bei kritisch niedrigem Herzminutenvolumen bedeuten. Bei 5 von 8 Patienten betrug die Sauerstoffsättigung im gemischtvenösen Blut 55% und weniger, d.h. diese Patienten waren nicht in der Lage, eine pathologisch erhöhte Kurzschlußperfusion der Lunge über eine Erhöhung des Herzminutenvolumens zu kompensieren. Bei zwei Patienten führte eine Steigerung der intrapulmonalen Kurzschlußperfusion von nur 6 bzw. 7% des Herzminutenvolumens bei vergleichsweise geringem Ausgangsshunt von nur 13 oder 14% dennoch zu einer bedrohlichen Hypoxämie – die gemischtvenöse Sauerstoffsättigung betrug 55 und 50% –, weil sich eine zirkulatorische Kompensation nicht einstellte bzw. iatrogen nicht induzierbar war. Die Abb. 14 zeigt fünf Vergleichsmessungen von Patienten im Endstadium einer pulmonalen Insuffizienz. Ein Anstieg der pathologischen pulmonalen Kurzschlußperfusion zwischen 20 und 34% weist auf einen größer gewordenen Anteil nicht belüfteter Alveolargebiete am gesamten Lungenparenchym hin. Das dabei angestiegene Herzminutenvolumen – bis zu 15 l/min – muß dennoch als inadäquat niedrig bezeichnet werden, da die Sauerstoffsättigung im gemischtvenösen Blut auf ein mit dem Leben auf die Dauer nicht vereinbares Niveau zwischen 18 und 48% abgefallen war.

Die Abb. 12 und 13 zeigen 9 Patienten, bei welchen mit ansteigender pathologischer Kurzschlußperfusion der Lunge das Herzminutenvolumen signifikant abfiel. Sicher zeigt auch dieses Verhalten beider Parameter eine gegenüber dem Ausgangswert zunehmende Zahl nicht belüfteter Alveolen bei versagender zirkulatorischer Kompensation an. Eine atemdruckbedingte Umverteilung des durch die Lunge zirkulierenden Blutes und die dadurch bedingte

Mehrperfusion nicht belüfteter Lungenanteile muß jedoch entsprechend den Ergebnissen aus den Tierexperimenten umso mehr in Betracht gezogen werden, je kleiner das Herzminutenvolumen wird.
Die in Abb. 16 zusammengestellten Ergebnisse von Messungen an 13 Patienten zeigen die Konstellation: abfallendes Herzminutenvolumen, Abnahme der pathologischen pulmonalen Kurzschlußperfusion, wechselndes Verhalten von zentralvenöser Sauerstoffsättigung und aerobem Energiebedarf. Bei vier Patienten bedeutete die Reduktion der pulmonalen Kurzschlußperfusion eine gegenüber dem Ausgangswert wieder vermehrte Zahl funktionstüchtiger Alveolen, da die gleichzeitige Änderung des Herzminutenvolumens nicht signifikant ist (Tabelle 6). Bei den übrigen Patienten muß ein um so größerer Drosselungseffekt in Betracht gezogen werden, je geringer die Abnahme des intrapulmonalen Rechts-Linksshunts im Verhältnis zur Reduktion des Herzminutenvolumens war.
Zusätzliche Sicherheit bei der Beurteilung der Variabilität einer pathologischen intrapulmonalen Kurzschlußperfusion gewinnt man, wenn mehrere Messungen im zeitlichen Verlauf der Erkrankung im Zusammenhang mit Effekten therapeutischer Behandlung überblickt werden können. Dies sei anhand zweier Beispiele demonstriert: Das erste Beispiel (Abb. 22) zeigt den 10tägigen Krankheitsverlauf eines 20jährigen, 180 cm großen und 80 kg schweren Mannes, der ein schweres Thoraxtrauma erlitten hatte. Bei der Aufnahme bestanden Rippenserienfrakturen beiderseits, beidseitiger Haemato-Pneumothorax, Blutungen in den Bronchialbaum sowie eine rechtsseitig betonte paradoxe Atmung. Zunehmend pathologische Atemgeräusche und röntgenologische Zeichen wiesen während der ersten Messungen auf eine zunehmende Zahl nicht belüfteter Alveolen hin. Diese Deutung wird gesichert durch einen steilen Anstieg der pathologischen Kurzschlußperfusion bei schwach signifikant angestiegenem Herzminutenvolumen. Messung 4 erfolgte bei einem bestehenden Spannungspneumothorax links. Der Effekt einer erneut angelegten Thoraxdrainage bzw. die Auswirkung einer zusätzlichen Kompressionsatelektase auf den intrapulmonalen Rechts-Linksshunt wird durch die folgende Messung eindrucksvoll demonstriert. Im weiteren Verlauf besserte der Zustand der Lunge sich nach klinischen Kriterien nicht. Die pathologische Kurzschlußperfusion der Lunge schwankte zwischen 50 und 70%, wobei die Größe des jeweiligen Herzminutenvolumens, ablesbar an der gemischtvenösen Sauerstoffsättigung, noch als adäquat bezeichnet werden kann. Das Schicksal des Patienten entschied sich am 7. Tag der Behandlung. Die letzten Messungen zeigen eine versagende zirkulatorische Kompensation bei einer eher noch ansteigenden pathologischen Kurzschlußperfusion, d.h. der Patient verstarb, weil ein Herzminutenvolumen von mehr als 15 l/min auf Dauer nicht geleistet werden konnte.
Das zweite Beispiel (Abb. 23) zeigt den Krankheitsverlauf eines 18 Jahre alten, 175 cm großen und 70 kg schweren jungen Mannes anhand von 9 Messungen in 4 Tagen. Nach einem Motorradunfall bestanden Frakturen des rechten Femur, des rechten Humerus und eine Beckenfraktur mit Symphysensprengung. Ein massiver Blutverlust war durch mehr als 10 l Fremdblut ersetzt worden. Bei Verdacht auf Herz- und Lungenkontusion bestand bei der Abnahme ein intrapulmonaler Rechts-Linksshunt von 47% bei einem Herzminutenvolumen von 9,6 l/min. Der initial steile Abfall der intrapulmonalen Kurzschlußperfusion auf 25% bei vergleichsweise geringer Reduktion des Herzminutenvolumens weist eher auf eine Zunahme wiederbelüfteter Alveolargebiete als auf eine Drosselung der Perfusion einer gleichbleibenden Zahl nicht belüfteter Alveolen hin. Insgesamt zeigt der weitere Verlauf bei kleinen Schwankungen eine konstant kleiner werdende pathologische Kurzschlußperfusion bei Herzminutenvolumina, die gemessen an den Sauerstoffsättigungen im gemischtvenösen Blut zwischen 47 und 58% als kritisch niedrig bezeichnet werden müssen. Eine sichere Beurteilung

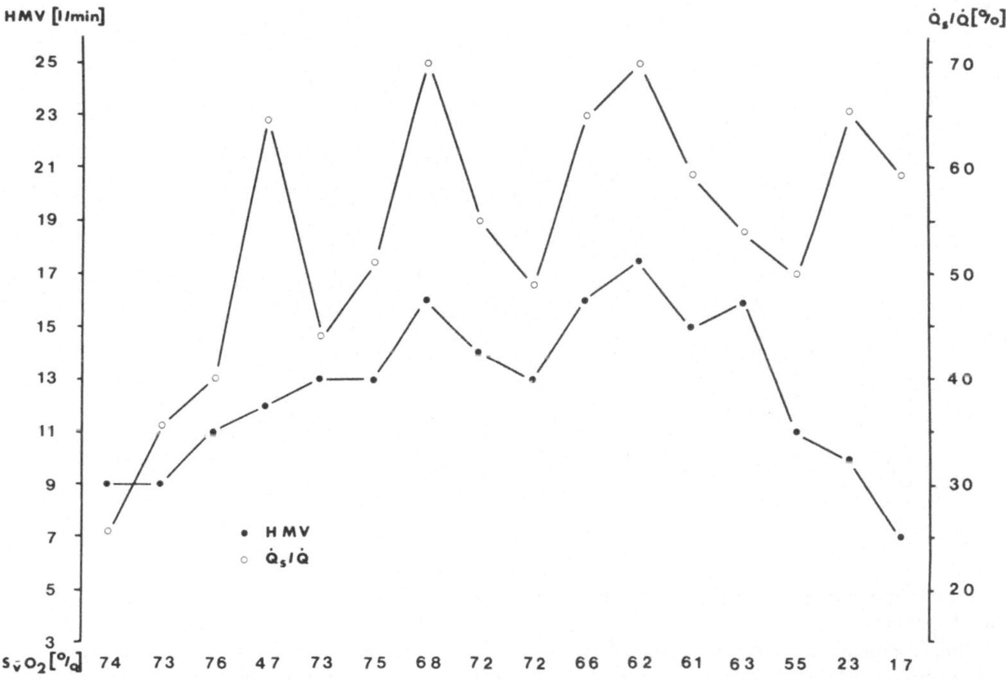


**Abb. 22.** Herzminutenvolumen und intrapulmonaler Rechts-Linksshunt im Verlauf einer 10tägigen erfolglosen Respiratorbehandlung.
22-jähriger Patient nach schwerem Thoraxtrauma. Der Maßstab am linken Rand der Abb. kennzeichnet das Herzminutenvolumen, derjenige am rechten Rand der Abb. den intrapulmonalen Rechts-Linksshunt. Einer Messung des HMV (Punkte) und des $\dot{Q}s/\dot{Q}$ (offene Kreise) ist am unteren Bildrand jeweils die dabei bestehende gemischtvenöse $O_2$-Sättigung ($S\bar{v}O_2$) zugeordnet.
Bei zunehmender pulmonaler Insuffizienz betrug der intrapulmonale Rechts-Linksshunt zwischen 50 und 70% des HMV. Ablesbar an der Höhe der $S\bar{v}O_2$ zwischen 76 und 63% kann das HMV (zwischen 7 und 17 l/min) bis zum 8. Tag der Behandlung noch als adäquat bezeichnet werden. Die letzten drei Messungen kennzeichnen eine abnehmende Herzleistung bei erneut ansteigender pulmonaler Kurzschlußperfusion

erlauben die letzten drei Messungen: Die gemischtvenöse Sauerstoffsättigung war von 47 auf über 70% angestiegen. Bei angestiegenem Herzminutenvolumen blieb der intrapulmonale Rechts-Linksshunt bei 15% konstant. Dies bedeutet eine weitere Zunahme an erneut funktionstüchtigen Alveolen. Der Patient konnte extubiert werden.

*b) Auswirkung eines erhöhten intraalveolären Drucks beim beatmeten Patienten*. Änderungen einer pathologischen intrapulmonalen Kurzschlußperfusion durch Variation des Mitteldrucks in den Atemwegen und im Alveolarraum sollten auch beim beatmeten Patienten unter den Gesichtspunkten einer Änderung des Herzminutenvolumens und eines Umverteilungseffektes infolge regional unterschiedlicher, atemabhängiger Strömungswiderstände innerhalb der Lunge betrachtet werden. Der verminderte Druckanstieg im interstitiellen Raum zwischen Alveolar- und Kapillarepithel nicht belüfteter Alveolargebiete gegenüber dem Druckanstieg im gleichen Raum belüfteter Lungenanteile führt auch beim Patienten zu einer

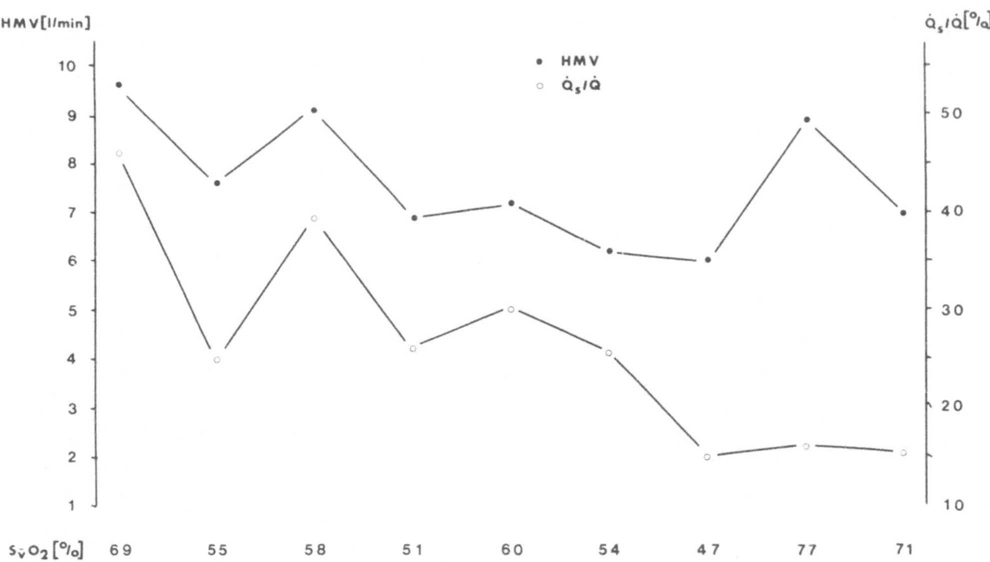


**Abb. 23.** Herzminutenvolumen und intrapulmonaler Rechts-Linksshunt im Verlauf einer 4-tägigen Respiratorbehandlung.
18-jähriger Patient nach Polytrauma und Herz- und Lungenkontusion. Der Maßstab am linken Rand der Abb. kennzeichnet das Herzminutenvolumen, derjenige am rechten Rand der Abb. den intrapulmonalen Rechts-Linksshunt. Einer Messung des HMV (Punkte) und des $\dot{Q}s/\dot{Q}$ (offene Kreise) ist jeweils am unteren Bildrand die dabei bestehende gemischtvenöse $O_2$-Sättigung zugeordnet.
Im Verlauf der Intensivbehandlung nahm $\dot{Q}s/\dot{Q}$, ausgehend von 47% des HMV, unter Schwankungen ab. Das dabei bestehende HMV muß bei einer $S\bar{v}O_2$ von 47-60% als kritisch niedrig bezeichnet werden. Erst als das HMV bei konstant niedriger pulmonaler Kurzschlußperfusion zunahm ($S\bar{v}O_2$ über 70%), konnte der Schwerverletzte vom Respirator unabhängig werden

geringeren Reduktion des transmuralen Drucks und damit zu einem niedrigeren Strömungswiderstand im Kapillarbett nicht belüfteter Lungenanteile. Der intrapulmonale Rechts-Linksshunt sollte demnach auch beim beatmeten Patienten mit zunehmendem intraalveolärem Druck ansteigen.
Der Nachweis einer atemdruckbedingten Mehrperfusion bzw. Umverteilung des durch die Lunge strömenden Blutes in nicht belüftete Alveolargebiete ist unter klinischen Bedingungen aus zwei Gründen jedoch nur schwer zu führen:

1. Es kann nicht davon ausgegangen werden, daß unter Änderung des Beatmungsdrucks die Zahl nicht belüfteter Alveolen gleich bleibt. Dies heißt: Mit Erhöhung des Atemmitteldrucks kann die Zahl belüfteter Alveolen zunehmen, gleichzeitig mit einer Umverteilung der Perfusion ventilierter Bezirke auf verbleibende atelektatische, so daß der Nettoeffekt sowohl ein unveränderter wie auch ein erhöhter oder gar erniedrigter intrapulmonaler Rechts-Linksshunt sein kann. Der Beweis einer atemdruckbedingten Umverteilung der Lungenperfusion ist in der Klinik nur dann erbracht, wenn in zeitlich engem Abstand zweier Messungen der intrapulmonale Rechts-Linksshunt mit Erhöhung des Atemmitteldrucks ansteigt.
2. Im Gegensatz zum Versuchstier mit gesunder Lunge und normaler Compliance muß beim beatmeten Patienten mit einer unterschiedlich erniedrigten Compliance gerechnet

werden. Je niedriger die Compliance, desto weniger wird sich eine Erhöhung des Mitteldrucks in den Atemwegen auf den Druck im Pleuralspalt übertragen (18, 97, 141). Dies bedeutet eine unterschiedliche Auswirkung des um den gleichen Betrag erhöhten Atemmitteldrucks auf den venösen Rückstrom, den Druck in der A. pulmonalis, den Druck im linken Vorhof und damit auf den intravasalen Druck in den Lungenkapillaren.
Entsprechend den oben ausgeführten Überlegungen und unter dem Eindruck unserer Ergebnisse aus tierexperimentellen Untersuchungen haben wir eine Erhöhung des Atemmitteldrucks über eine Erhöhung des endexspiratorischen Drucks beim beatmeten Patienten nur ausnahmsweise angewendet. Der endexspiratorische Druck betrug bei den in Abb. 15 zusammengestellten 10 Patienten zwischen + 4 und + 8 cm $H_2O$. Bei allen Patienten nahmen intrapulmonaler Rechts-Linksshunt und Herzminutenvolumen ab. In der überwiegenden Zahl darf die Reduktion des intrapulmonalen Rechts-Linksshunts auf die erwünschte Wiedereröffnung vorher nicht belüfteter Alveolen zurückgeführt werden. Bei zwei Patienten war das Herzminutenvolumen infolge des erhöhten Atemmitteldrucks inadäquat niedrig: Die gemischtvenöse Sauerstoffsättigung betrug nur 51 und 55% (Tabelle 5). Eine zusätzliche Drosselung der Perfusion einer eher gleichgebliebenen Menge nicht belüfteter Alveolen muß um so mehr in Betracht gezogen werden, je mehr das Herzminutenvolumen im Verhältnis zur Reduktion des intrapulmonalen Rechts-Linksshunts abnahm. Ein Umverteilungseffekt erscheint angesichts der vergleichsweise geringen Steigerung des endexspiratorischen Drucks wenig wahrscheinlich.
In jüngster Zeit in zunehmender Zahl mitgeteilte Befunde von Untersuchungen an beatmeten Patienten unterstreichen die klinische Bedeutung der in unseren Tierexperimenten gefundenen atemdruckbedingten Reduktion des Herzminutenvolumens und der Umverteilung von Blut aus belüfteten in nicht belüftete Lungenanteile. Nach Erhöhung des Atemmitteldrucks durch Einschalten eines positiv endexspiratorischen Drucks zwischen + 5 und + 15 cm $H_2O$ fiel bei einem Teil der Patienten das Herzminutenvolumen ab (3, 28, 40, 45, 63, 66, 88, 95, 101, 111, 114, 120, 122, 137, 148, 150, 154). Trotz angestiegenen Sauerstoffdrucks im arteriellen Blut muß die Reduktion des Herzminutenvolumens dann als kritisch bezeichnet werden, wenn das Sauerstoffangebot, also das Produkt aus Herzminutenvolumen und arteriellem Sauerstoffgehalt, dem Sauerstoffbedarf in der Peripherie nicht mehr entspricht. Dieses Mißverhältnis wird an einem kritisch niedrigen gemischtvenösen Sauerstoffdruck von 30-35 mm Hg erkennbar.
Andere Autoren sahen neben einer Reduktion des Herzminutenvolumens und des Sauerstoffangebots darüber hinaus bei einem Teil ihrer Patienten einen Anstieg des intrapulmonalen Rechts-Linksshunts, wenn der Mitteldruck in den Atemwegen erhöht wurde (32, 48, 54, 73, 74, 76, 100, 123, 147). Hier kann davon ausgegangen werden, daß eine Erhöhung der funktionellen Residualkapazität durch Einschalten eines kontinuierlich positiven endexspiratorischen Drucks nicht mehr möglich war bzw. noch belüftete Lungenanteile durch diese Maßnahme überbläht wurden. Die Reduktion des transmuralen Drucks im Kapillarbett der noch belüfteten Alveolargebiete führte zu einem Anstieg des Strömungswiderstandes, wenn nicht sogar zu einem inspiratorischen Kollaps dieser Kapillaren und damit zur Umverteilung des Blutstroms in nicht belüftete Lungenanteile.
Entsprechend tierexperimentellen und klinischen Befunden muß mit einer atemdruckabhängigen Variabilität des intrapulmonalen Rechts-Linksshunts besonders gerechnet werden bei niedrigem Herzminutenvolumen, drohender Rechtsherzinsuffizienz und normalem Druck in der A. pulmonalis, erniedrigtem Druck im linken Vorhof und nur geringfügig angestiegener funktioneller Residualkapazität bei Steigerung des Atemmitteldrucks. Daraus

ergibt sich, daß bei Patienten mit erhöhter intrapulmonaler Kurzschlußperfusion eine kontinuierliche Erhöhung des endexspiratorischen Drucks nicht schematisch angewendet werden darf (34, 60, 67, 87, 94, 139), sondern innerhalb des Krankheitsverlaufs gleich einem hochwirksamen Medikament zu einem bestimmten Zeitpunkt in einer optimalen Dosis verabreicht werden muß (33, 35, 48, 52, 54, 76, 84, 85, 107, 124). Die Beurteilung seiner Wirkung erfordert die Messung der Gesamtventilation, des Atemmitteldrucks, der Änderung der funktionellen Residualkapazität und der Kohlendioxidproduktion als Anhalt für den Sauerstoffverbrauch, die Messung des Herzminutenvolumens, des Sauerstoffangebots, des Sauerstoffdrucks im arteriellen und gemischtvenösen Blut, des arteriellen Blutdrucks und bei unmittelbar lebensgefährdeten Patienten die Messung des Drucks in der A. pulmonalis mit der Möglichkeit, anhand des „Wedge-Drucks" einen Anhalt für die Höhe des Drucks im linken Vorhof zu gewinnen.

# VII. Zusammenfassung

Die pathologische Kurzschlußdurchblutung der Lunge, deren morphologisches Substrat nichtventilierte Alveolen mit erhaltener Kapillarperfusion darstellen, ist die häufigste Ursache akut lebensbedrohlicher Störungen der Blutoxygenation operierter Kranker und Verletzter. Die vorliegende Arbeit befaßt sich mit zwei Fragen zur Variabilität der pulmonalen Kurzschlußperfusion, deren Beantwortung die Erkennung und Behandlung der akuten Lungeninsuffizienz fördern könnte.

1. Welche konkreten Folgen haben Kurzschlüsse unterschiedlicher Höhe für die $O_2$-Sättigung und den $O_2$-Patialdruck im arteriellen und venösen Mischblut und wodurch können diese Folgen verstärkt oder gemildert werden?
2. a) Unter pathophysiologischem Aspekt: Ist die Perfusion nichtventilierter Alveolen variabel, zutreffendenfalls in welchem Ausmaß und wovon abhängig?
   b) Unter klinischem Aspekt: Inwieweit vermögen eine Kurzschlußperfusion der Lunge das Ausmaß der Schädigung und Änderung der Kurzschlußdurchblutung eine Ab- oder Zunahme belüfteten Lungenparenchyms quantitativ anzuzeigen?

Der Beantwortung der ersten Frage dienten theoretische Untersuchungen, welche folgende Resultate erbrachten:

1. Die Auswirkungen eines pulmonalen Rechts-Linksshunts auf die Blutoxygenation lassen sich exakt vorhersagen.
2. Voraussetzung einer speziellen Prognose ist die Kenntnis des Gesamt-Sauerstoffverbrauchs, des Herzzeitvolumens, der Hämoglobinkonzentration und des alveolären $O_2$-Partialdrucks.
3. Die negativen Folgen einer Kurzschlußdurchblutung der Lunge für die Sauerstoffbeladung des Blutes werden in übersehbarer Weise durch eine Steigerung des $O_2$-Verbrauchs und eine Verminderung des Herzzeitvolumens, der Hämoglobinkonzentration und des alveolären $O_2$-Partialdrucks verstärkt und vice versa.

Der Beantwortung der zweiten Frage dienten a) die Auswahl charakteristischer Befunde aus mehr als 2000 eigenen Kontrollmessungen der Blutoxygenation und ihrer Variablen an maschinell beatmeten Kranken und Verletzten der Intensivstation der Chirurgischen Universitäts-Klinik Köln-Lindenthal und b) experimentelle Untersuchungen, die im Institut für normale und pathologische Physiologie der Universität Köln an narkotisierten Hunden durchgeführt worden sind. Klinisch und tierexperimentell wurden die Messungen in Gleichgewichtszuständen unter Beatmung mit reinem Sauerstoff vorgenommen, die Sauerstoffaufnahme über die Messung der $CO_2$-Ausscheidung ermittelt und das HZV nach dem Fick'schen Prinzip bestimmt. An Patienten wurden keinerlei Manipulationen vorgenommen, die nicht auch kurative Zwecke verfolgten.

An den Tieren wurde jeweils eine Atelektase der 43 ± 4% des gesamten Parenchyms ausmachenden linken Lunge erzeugt, und die Messungen nach intendierter Variation der Beatmungsdrucke und des HZV durchgeführt. Diese Untersuchungen brachten folgende Ergebnisse:

1. In normovolämischen und suffizient perfundierten Tieren betrug die Durchblutung einer Atelektase 55-100% der gesamten Lungenperfusion vor Erzeugung der Atelektase.
2. Mit Erhöhung des Herzminutenvolumens bis zum Vierfachen des Ausgangswertes stieg der Rechts-Linksshunt in der Lunge auch relativ an. Der Anteil der Perfusion der Atelektase am Herzzeitvolumen überschritt jedoch nur selten und geringfügig den Anteil der Atelektase am gesamten Lungenparenchym.
3. Die Erhöhung des endexspiratorischen Drucks von Null auf 10 cm Wassersäule führte regelmäßig zu einem relativen Ansteigen der Kurzschlußperfusion. Die größte unter diesen Bedingugen gemessene Perfusion der Atelektase betrug 4/5 des Herzminutenvolumens.

Die wahrscheinlich wirksamen Ursachen für die gefundene Variabilität der pulmonalen Kurzschlußdurchblutung wurden unter Beachtung von einschlägigen Mitteilungen aus der Literatur diskutiert.

Für die Beurteilung von Ergebnissen wiederholter Messungen der pulmonalen Kurzschlußperfusion in der Klinik ergaben sich folgende Konsequenzen:

1. Gleichzeitige und gleichsinnige Änderungen des Rechts-Linksshunts und des Herzzeitvolumens lassen ein sicheres Urteil über eine Änderung des Grades einer Lungeninsuffizienz meist nicht zu.
2. Ein Ansteigen der relativen pulmonalen Kurzschlußdurchblutung ohne simultane Änderung oder unter Abnahme des Herzzeitvolumens zeigt eine Vergrößerung oder Vermehrung nicht mehr ventilierter Lungenanteile an, wenn die Messungen unter gleichem Beatmungsmitteldruck vorgenommen wurden.
3. Umgekehrt ist eine Reduktion der pulmonalen Kurzschlußdurchblutung unter gleichbleibendem oder zunehmendem HZV ein sicheres Zeichen für eine Besserung der Lungeninsuffizienz. Wenn die Abnahme der relativen Kurzschlußdurchblutung unter Anwendung erhöhter Atemmitteldrucke zu verzeichnen ist, dann ist diese Aussage zu unterstreichen.

## Summary

One of the most frequent causes of acute and potentially fatal disturbances of blood oxygenation in injured persons and patients after surgical intervention is the pathological elevated intrapulmonary right-to-left shunt of the lung. The underlying morphology of this pathologic condition involves nonventilated alveoli with retained capillary perfusion.

This paper concerns itself with two questions regarding the variability of pulmonary shunt perfusion. The answers to these questions could promote detection and treatment of acute insufficiency of the lungs.

1. What concrete consequences do different degrees of shunting in the lung have for the $O_2$ saturation and $O_2$ partial pressure in arterial and mixed venous blood? How can these consequences be intensified or reduced?

2a. From the pathophysiologic aspect: Can the perfusion of nonventilated alveoli be varied? If so, to what extent, and on what is it dependent?

2b. From the clinical aspect: To what degree is a shunt perfusion of the lung able to indicate quantitatively the extent of lung damage, to what degree can changes of the shunt perfusion quantitatively indicate a decrease or increase of ventilated parenchyma of the lungs?

The answer to the first question was provided by theoretical tests, which yielded the following results:

1. The effects of a pulmonary right-to-left shunt on the blood oxygenation can be exactly predicted.

2. A special prognosis requires knowledge of the total oxygen consumption, the cardiac output per minute, hemoglobin concentration, and the alveolar partial pressure of $O_2$.

3. A pathologic elevated intrapulmonary right-to-left shunt of the lung has negative consequences for the oxygen transport capacity. These consequences can be intensified while kept under control by increasing the $O_2$ consumption and reducing the cardiac output, the hemoglobin concentration and the alveolar partial pressure of $O_2$, vice versa changes lead to a reduction of these consequences.

Methods serving to answer the second question were (a) the selection of characteristic findings from more than 2000 of our own control measurements of the blood oxygenation and its variables in artifical ventilated patients and injured persons in the intensive care unit of the Chirurgical University Clinic, Cologne-Lindenthal; and (b) experimental tests carried out on anesthetized dogs in the Institute for Normal and Pathologic Physiology of the University of Cologne. In both clinical and animal experiments, measurements were made with the experimentee in a steady state under artifical ventilation with pure oxygen. The oxygen consumption was derived by measuring the $CO_2$ elimination, and the cardiac output was dertermined according to the Fick principle. No manipulations of the patients were undertaken that did not serve a curative purpose.

In the animal experiments an atelectasis of the left lung was produced that comprised 39%-47% of the total parenchyma. In the following the consequences of a controlled variation of the respiratory pressure and the variation of the cardiac output was measured. These tests yielded the following results:

1. In normovolemic animals with sufficient perfusion, the shunt perfusion of the atelectasis totaled 55%-100% of the left lung perfusion before the atelectasis.
2. When the cardiac output was elevated up to four times the initial amount, the right-to-left shunt in the lung also rose relative to it. The portion of cardiac output required for perfusion of the atelectasis however, only rarely and then only negligibly exceeded the atelectasis portion of the total pulmonary parenchyma.
3. Elevation of the endexspiratory pressure from 0 to 10 cm water column regularly resulted in a corresponding rise in shunt perfusion. The largest perfusion of atelectasis measured under these conditions totaled 4/5 of the cardiac output.

The plausible causes of the determined variability of the pulmonary shunt perfusion were discussed in the light of the relevant literature.

We arrived at the following consequences for evaluating data from repeated tests on the pulmonary shunt perfusion:

1. Simultaneous and similar changes in the right-to-left shunt and the cardiac output do not usually permit a precise judgement about change in degree of insufficiency of the lungs.
2. If the measurements are conducted with identical pressure the respiratory device, an increase of the relative pulmonary shunt perfusion without simultanous change or reduction of the cardiac output shows an enlargement or augmentation of sections of the lungs which are no longer ventilated.
3. In contrast, a reduction of the pulmonary right-to-left shunt with the cardiac output remaining constant or increasing is a certain sign of improvement in cases of insufficiency of the lungs. If a reduction of the relative pulmonary shunt perfusion is observed during increased pressure of the respiratory means, the improvement is more pronounced.

# Literaturverzeichnis


1. Anand, J.S., Marshall, R.: Blood flow through the acutely collapsed lung of the dog. Proc. Phys. Soc. *202*, 43 (1969)
2. Arborelius, M., Defares, J., Landin, G.: Effect of hypoxia of one lung on the pulmonary circulation in man. J. Physiol. London *142*, 1 (1958)
3. Ashbaugh, D.G., Petty, T.L., Bigelow, D.B., Harris, T.M.: Continuous positive pressure breathing (CPPB) in adult respiratory distress syndrome. J. Thoracic. Cardiovasc. Surg. *57*, 31 (1969)
4. Aviado, D.M.: Effect of acute atelectasis on lobar blood flow. Am. J. Physiol. *198*, 349 (1960)
5. Aviado, D.M., De Burgh-Daly, M., Lee, C.Y., Schmidt, C.F.: The contribution of the bronchial circulation to the venous admixture in pulmonary venous blood. J. Physiol. London *155*, 602 (1961)
6. Ayres, St.M., Criscitiello, A., Grabovsky, E.: Components of alveolar-arterial $O_2$*-difference* in normal man. J. Appl. Physiol. *19*, 43 (1964)
7. Barber, R.E., Lee, J., Hamilton, W.K.: Oxygen toxity in man. New Engl. J. Med. *283*, 1478 (1970)
8. Barber, G.R., Howard, P., Mc Currie, J.R., Shaw, J.W.: Changes in the pulmonary circulation after bronchial occlusion in anaesthetized dogs and cats. Circ. Res. *25*, 747 (1969)
9. Barber, G.R., Howard, P., Mc Currie, J.R.: The effects of carbon dioxyde and changes in blood-pH on pulmonary vascular resistance in cats. Clin. Sci. *32*, 361 (1967)
10. Bartels, H., Rodewald, G.: Die alveolar-arterielle Sauerstoffdruckdifferenz und das Problem des Gasaustauschs in der menschlichen Lunge. Arch. Ges. Physiol. *258*, 163 (1953)
11. Barrat-Boyes, B.G., Wood, E.H.: The oxygen saturation of blood in the venae cavae, right heart chambers and pulmonary vessels of healthy subjects. J. Lab. Clin. Med. *50*, 93 (1957)
12. Beecher, H.K.: Effect of laparatomy on lung volume. J. Clin. Invest. *12*, 651 (1933)
13. Bendixen, H.H., Hedley-Whyte, J., Chir, B., Laver, M.B.: Impaired oxygenation in surgical patients during general anaesthesia with controlled ventilation. New Engl. J. Med. *269*, 991 (1963)
14. Bendixen, H.H., Smith, G.M., Medd, J.: Pattern of ventilation in young adults. J. Appl. Physiol. 19, 195 (1964)
15. Benzer, H., Fitzel, S., Haider, W., Lackner, F., Pauser, G., Muhar, F., Stöger, A.: Prae- und postoperative Atemtherapie. Anästh. Inform. *8*, 303 (1973)
16. Berggren, S.M.: The oxygen deficit of arterial blood caused by non-ventilating parts of the lung. Act. Physiol. Scand. *4*, Suppl. 11, 1 (1942)
17. Berglund, E., Simonson, B., Birath, G.: Effect of induced pneumothorax on the pulmonary shunt and the ventilation in a patient with atelectasis of the lung. Am. J. Med. *31*, 959 (1961)
18. Bergman, N.A.: Effect of different pressure breathing patterns on alveolar-arterial gradients in dogs. J. Appl. Physiol. *18*, 1049 (1963)
19. Bergofsky, E.W., Lehr, D.E., Fishmann, A.P.: The effects of changes in hydrogen ion concentration on the pulmonary circulation. J. Clin. Invest. *41*, 1492 (1962)
20. Bevan, P.G.: Postoperative pneumoperitoneum and pulmonary collapse. Brit. Med. J. *2*, 609 (1961)
21. Björk, V.O.: Circulation through an atelectatic lung in man. J. Thoracic. Surg. *20*, 933 (1950)
22. Bjurstedt, H., Hesser, C.M.; Effects of lung inflation on the pulmonary circulation in anaesthetized dogs. Act. Physiol. Scand. *29*, 180 (1953)
23. Borst, H., Mc Gregor, M., Whittenberger, J.L., Berglund, E.: Influence of pulmonary arterial and left atrial pressures on pulmonary vascular resistance. Circ. Res. *4*, 393 (1956)
24. Brewster, H., Mc Illroy, M.B.: Blood gas tensions and pH of pulmonary "wedge"-samples in patients with heart diesease. J. Appl. Physiol. *34*, 413 (1973)
25. Bruner, H.D., Schmidt, C.F.: Blood flow in the bronchial artery of the anaesthetized dog. Am. J. Physiol. *148*, 648 (1947)
26. Bruns, O.: Über die Blutzirkulation in der atelektatischen Lunge. Dtsch. Arch. Klin. Med. *108* 469 (1912)

27. Buchardi, H.: Zur Problematik der Lunge im Schock. Med. Welt *25*, 598 (1974)
28. Bühlmann, A., Gattiker, H., Hossli, G.: Die Behandlung des Lungenödems mit Überdruckbeatmung. Schweiz. Med. Wochenschr. *94*, 1547-1551 (1964)
29. Burton, A.C.: On the physical equlibrium of small blood vessels. Am. J. Physiol. *164*, 319 (1951)
30. Calebrisi, P., Abelmann, W.H.: Porto-caval and porto-pulmonary anastomoses in Laennec's cirrhosis and in heart failure. J. Clin. Invest. *36*, 1257 (1957)
31. Camishion, R.C., Ota, Y., Cuddy, V.D., Gibbon, J.H.: Pulmonary arterial blood flow through an acutely atelectatic lung. J. Thorac. Surg. *42*, 599 (1961)
32. Caparros, T., Ruiz-Ocauna, F., Piconto, F.P., Cerda, E., Medina, A., Martinez, J.C.: Cambios hemodynamicos y en la funcion pulmonar tras la presion positiva espiratoria. Rev. Clin. Esp. *138*, 415 (1975)
33. Carter, G.C., Downs, J.B., Dannemiller, F.J.: "Hyper"-endexpiratory pressure in the treatment of adult respiratory insufficiency. Anesth. Analg. (Cleve) *54*, 31 (1975)
34. Chernik, V.: Continuous negative wall pressure therapie for hyaline membrane disease. Pediatr. Clin. North Am. *20*, 407 (1973)
35. Civetta, J.M.: The daily problems in the intensive care unit. Adv. Surg. *8*, 221 (1974)
36. Clark, J.M., Lambertsen, C.J.: Pulmonary oxygen toxity: A review. Pharmacol. Rev. *23*, 37 (1971)
37. Cohn, J.D., Greenspan, M., Goldstein, C.R., Geidwin, A.L., Siegel, J.H., Del Guerico, L.: Arteriovenous shunting in high cardiac output shock syndromes. Surg. Gynec. Obstet. *282*, 127 (1968)
38. Colgan, F.J., Wang, T.B., Gillies, A.J.: Atelectasis and pneumothorax. Effect on lung function and shunting. Anesthesiology *29*, 923 (1968)
39. Colgan, F.J., Mahoney, P.D.: The effects of major surgery on cardiac output and shunting. Anesthesiology *41*, 213 (1969)
40. Colgan, F.J., Nichols, F.A., De Wese, J.A.: Positive endexpiratory pressure oxygen transport and the low output state. Anesth. Analg. (Cleve) *53*, 538 (1974)
41. Conroy, P.D., Finley, T.N., Bonica, J.J.: Effect of hypoxia and atelectasis on relative blood flow through that lung. Fed. Proc. *22*, 453 (1963)
42. Coryllos, P.N., Birnbaum, G.L.: Alveolar gas Exchange and atelectasis. Arch. Surg. *21*, 1214 (1930)
43. Coryllos, P.N., Birnbaum, G.L.: Studies in pulmonary gas absorption in bronchial obstruction. Am. J. Med. Sci. *183*, 326 (1932)
44. Dale, W.A., Rahn, H.: Rate of gas absorption in the lung. Am. J. Physiol. *170*, 606 (1952)
45. Daum, S., Schapira, M., Alleman, U., Spillmann, B., Schmidt, H.: Hämodynamik im kleinen Kreislauf während der intermittierenden positiven Druckbeatmung (IPPB) mit Bird- und Engström-Respirator. Pneumologie *147*, 227 (1972)
46. De Bono, E.F., Caro, C.G.: Effect of lung inflation pressure on pulmonary blood pressure and blood flow. Am. J. Physiol. *205*, 1178 (1963)
47. Dexter, L., Dow, J.W., Haynes, F.W., Whittenberger, J.L., Ferris, B.G., Goodale, W.T., Hellems, H.K.: Studies of the pulmonary circulation in man at rest. Normal variations and the interrelations between increased pulmonary blood flow, elevated pulmonary arterial pressure and high pulmonary "capillary" pressures. J. Clin. Invest. *29*, 602 (1950)
48. Downs, J.B., Klein, E.F. Jr., Modell, J.H.: The effect of incremental PEEP on $PaO_2$ in patients with respiratory failure. Anaesth. Analg. *52*, 210 (1973)
49. Dripps, R.D., Van Deming, M.N.: Postoperative atelectasis and pneumonia. Ann. Surg. *124*, 94 (1946)
50. Edwards, W.S.: The effects of lung inflation and epinephrine on pulmonary vascular resistance. Am. J. Med. *167*, 756 (1951)
51. Elebute, E.A., Masood, A., Faulkner, C.S., Yu, P.N., Shwartz, S.J.: The effect of acute and chronic atelectasis on pulmonary hemodynamics. J. Thorac. Cardiovasc. Surg. *52*, 292 (1966)
52. Elkins, R.C., Peyton, M.D., Hinshaw, L.B., Greenfield, L.J.: Clinical hemodynamic and respiratory responses to graded positive endexpiratory pressure. Surg. Forum *25*, 226 (1974)
53. Euler, U.F., Liljestrand, G.: Observations on the pulmonary arterial blood pressure in the cat. Acta Physiol. Scand. *12*, 301 (1946)
54. Falke, K.J., Pontoppidan, H., Kumar, A., Leith, D.E., Geffin, B., Laver, M.B.: Ventilation with endexpiratory pressure in acute lung disease. J. Clin. Invest. *51*, 2315 (1972)

55. Falke, K.J., Herden, H.N., Lawin, P.: Beatmung mit positiv-endexspiratorischem Druck bei akuter arterieller Hypoxie. Z. prakt. Anästh. *8*, 2 (1973)
56. Finley, T.N., Lenfant, C. Haab, P., Piiper, J., Rahn, H.: Venous admixture in the pulmonary circulation of anaesthetized dogs. J. Appl. Physiol. *15*, 418 (1960)
57. Finley, T.N., Hill, T.R., Bonica, J.J.: Effect of intrapleural pressure on pulmonary shunt through atelectatic dog lung. Am. J. Physiol. *205*, 1187 (1963)
58. Fritts, H.W. Jr., Odell, J.E., Harris, P., Braunwald, E.D., Fishman, A.P.: Effect of acute hypoxia on the volume of blood in the thorax. Circulation *22*, 216 (1960)
59. Frumin, M.J., Bergmann, N.A., Holaday, D.A., Rachow, H., Salanitre, E.: Alveolar-arterial $O_2$-differences during artifical respiration in man. J. Appl. Physiol. *14*, 694 (1959)
60. Garg, G.P., Hill, G.E.: The use of spontaneus continuous positive airway pressure (CPAP) for reduction of intrapulmonary shunting in adults with acute respiratory failure. Can. Anaesth. Soc. J. *22*, 284 (1975)
61. Geffin, B., Pontoppidan, H.: Reduction of tracheal damage by the pre-stretching of inflatable cuffs. Anesthesiology *31*, 462 (1969)
62. Gerst, P.H., Rattenborg, Ch., Holaday, D.A.: The effect of hemorrhage on pulmonary circulation and respiratory gas exchange. J. Clin. Invest. *38*, 524 (1959)
63. Giordano, J., Harken, A.: Effect of continuous positive pressure ventilation on cardiac output. Am. Surg. *41*, 221 (1975)
64. Goldmann, R.H., Klughaupt, M., Metcalf, Th., Spivac, A., Harrison, D.C.: Measurement of central venous oxygen saturation in patients with myocardial infarction. Circulation *38*, 941 (1968)
65. Gump, F.E., Kinney, J.M., Price, J.B.Jr.: Energy metabolism in surgical patients: Oxygen consumption and blood flow. J. Surg. Res. *10*, 613 (1970)
66. Hall, S.V., Johnson, E.E., Heddley-Whyte, J.H.: Renal hemodynamics and function with continuous positive pressure ventilation in dogs. Anesthesiology *41*, 452 (1974)
67. Hamer, P.: Beatmung mit positivem endexspiratorischem Druck. Dtsch. Med. Wochenschr. *99*, 1338 (1974)
68. Hardy, J.D., Garcia, J.B., Hardy, J.A., Harkins, M.H.Jr.: Effect of dextran overload, norepinephrine drip and positive pressure ventilation on systematic arterial, right atrial, pulmonary wedge and left atrial pressures in dogs. Ann. Surg. *180*, 162 (1974)
69. Harken, A.H., Brennan, M.F., Smith, B., Barsannian, E.M.: The hemodynamic response to positive endexpiratory ventilation in hypovolemic patients. Surgery *76*, 786 (1974)
70. Hasse, J., Wolff, G., Grädel, E.: Die Bedeutung des Herzminutenvolumens für die Interpretation des intrapulmonalen Rechts-Linksshunts nach Thorakotomie. Anaesthesist *23*, 1 (1974)
71. Hedley-Whyte, J., Laver, M.B., Bendixen, H.H.: Effect of change in tidal ventilation on physiologic shunting. Am. J. Physiol. *206*, 891 (1964)
72. Hedley-Whyte, J., Laver, M.B.: $O_2$-solubility in blood and temperature correction factor for $PO_2$. J. Appl. Physiol. *19*, 901 (1964)
73. Hedenstierna, G., Löfström, J.B.: Cardiac output and venous admixture during intermittent positive pressure breathing. Brit. J. Anaesth. *45*, 1201 (1973)
74. Hill, T.N., Finley, J.H., Takamura, M., Orallo, M., Bonica, J.J.: The effect of inflation pressure in the contralateral lung on blood flow through an atelectatic lung in the dog. Fed. Proc. *21*, 108 (1962)
75. Himmelstein, A., Harris, P., Fritts, H.W., Cournand, A.: Effect of severe unilateral hypoxia on the partition of pulmonary blood flow in man. J. Thorac. Surg. *36*, 369 (1958)
76. Horton, W.G., Cheney, F.W.: Variability of effect of positive endexpiratory pressure. Arch. Surg. *119*, 395 (1975)
77. Hovell, J.B.L., Permutt, S., Proctor, D.F.: Effect of lung inflation upon the pulmonary vascular bed of excised dog lungs. Fed. Proc. *17*, 74 (1958)
78. Kämmerer, H., Hosselmann, I., Steiner, B., Köppen, R.: Theoretische und klinische Untersuchungen der Voraussetzungen zu suffizienter Sauerstoffversorgung bei großem intrapulmonalem Rechts-Linksshunt. In: Respiration-Zirkulation-Herzchirurgie, Bergmann, H., Blauhut, B. (Hrsg.), S. 2-5. Anaesthesiologie und Wiederbelebung, Bd. 93. Berlin Heidelberg New York: Springer 1975
79. Kämmerer, H., Busse, J., Simons, F., Klaschik, E.: Der Wert der Messung des HZV nach dem Fickschen Prinzip in der Intensivtherapie. Prakt. Anästh. *9*, 33 (1974)

80. Keeley, J.L., Gibson, J.G.: Experimental atelectasis in dogs. Surgery *11*, 527 (1942)
81. Kelman, G.R.: Applied cardiovascular Physiology. London: Butterworth 1971
82. Kerr, J.H., Smith, A.C., Crys-Roberts, C., Meloche, R., Foex, P.: Observations during endobronchial anaesthesia. Brit. J. Anaesth. *46*, 84 (1974)
83. Khalil, H.H., Richardson, T.Q., Guyton, A.C.: Measurement of cardiac output by thermal dilution and direct Fick methods in dog. J. Appl. Physiol. *21*, 1131 (1966)
84. King, E.G., Jones, R.L., Patakas, D.A.: Evaluation of positive endexpiratory pressure therapie in the adult respiratory distress syndrome. Can. Anaesth. Soc. J. *20*, 546 (1973)
85. Kirby, R.R., Downs, J.B., Civetta, J.M., Modell, J.H., Dannemiller, F.J., Klein, E.F., Hodges, F.: High level positive endexpiratory pressure (PEEP) in acute respiratory insufficiency. Chest *67*, 156 (1975)
86. Klein, O., Nonnenbruch, W.: Über Funktionsprüfung der Lunge durch Histamin. Z. Klin. Med. *125*, 29 (1933)
87. Krenn, J., Simma, W., Steinbereithner, K., Lackner, J.: Klinik und Therapie schwerer Lungenveränderungen bei akuten abdominellen Prozessen. Anästh. Inform. *8*, 311 (1973)
88. Kumar, A., Falke, K.J., Gaffik, B., Aldredge, C.F., Laver, M.B., Lowenstein, E., Pontoppidan, H.: Continuous positive pressure ventilation in acute respiratory failure. New Engl. J. Med. *283*, 1430 (1970)
89. Kuramoto, K., Rodbard, S.: Ventilatory effects on left atrium and pulmonary vascular resistance. J. Appl. Physiol. *18*, 117 (1963)
90. Kusajima, K., Webb, W.R., Parker, F.B., Bredenburg, C.E., Marcarian, B.: Pulmonary responses of unilateral positive endexpiratory pressure (PEEP) on experimental fat embolism. Ann. Surg. *181*, 676 (1975)
91. Laver, M.B., Morgan, J., Bendixen, H.H., Radford, E.P.: Lung volume compliance and arterial oxygen tensions during controlled ventilation. J. Appl. Physiol. *19*, 725 (1964)
92. Laver, M.B., Bendixen, H.H.: Atelectasis in the surgical patient. Progr. Surg. (Basel) *5*, 1 (1966)
93. Laver, M.B.: Störungen der Lungendurchblutung und des Ventilations-Perfusionsverhältnisses unter spezieller Berücksichtigung von Herzpatienten. In: Lungenveränderungen durch Langzeitbeatmung, Wiemers, K., Scholler, K.L. (Hrsg.) S. 106-118, Stuttgart: Thieme 1973
94. Lawin, P.: Möglichkeiten und Grenzen der Behandlung der schweren arteriellen Hypoxie. Anästh. Inform. *8*, 307 (1973)
95. Lemos De, R.A., Mc Laughlin, G.W., Robison, E.J., Schulz, J., Kirby, R.R.: Continuous positive airway pressure as an adjunct to mechanical ventilation in the newborn with respiratory distress syndrome. Anesth. Analg. (Cleve) *52*, 328 (1973)
96. Lenfant, C., Howell, B.J.: Cardiovascular adjustments in dogs during continuous pressure breathing. J. Appl. Physiol. *15*, 425 (1960)
97. Levine, H.J., Mc Intyre, K.M., Glovxky, M.M.: Relief of angina pectoris by valsalva maneuver. New Engl. J. Med. *275*, 487 (1966)
98. Lozmann, J., Powers, S.R., Older, Th., Dutton, R.E., Roy, R.J., English, M., Marco, D., Eckert, Ch.: Correlation of pulmonary wedge and left atrial pressures. Arch. Surg. *109*, 270 (1974)
99. Lucas, C.E., Ross, M., Wilson, R.F.: Physiologic shunting in the lungs in shock or trauma. Surg. Forum *19*, 35 (1968)
100. Lutch, J.S., Murray, J.F.: Continuous positive pressure ventilation: Effects on systemic oxygen transport and tissue oxygenation. Ann. Int. Med. *76*, 193 (1972)
101. Mc Donnell, K.F., Lefemine, A.A., Moon, H.S., Donovan, D.J., Johnston, R.P.: Comparative hemodymanic consequences of inflation hold, PEEP and interrupted PEEP: An experimental study in normal dogs. Ann. Thorac. Surg. *19*, 552 (1975)
102. Mc Illroy, M.B.: Pulmonary shunts. Handbook of Physiology, Respiration II, 1519 (1965)
103. Mead, J., Collier, C,: Relation of volume history of lungs to respiratory mechanics in anaesthetized dogs. J. Appl. Physiol. *14*, 669 (1959)
104. Mellemgard, K., Lassen, N.A., Georg, J.: Right-to leftshunt in normal man determined by the use of tritium and krypton 85. J. Appl. Physiol. *17*, 778 (1962)
105. Mitchell, J.R.: The radiology of pulmonary change during the postoperative period. Am. J. Surg. *104*, 54 (1962)
106. Mittermayer, C., Vogel, W., Zimmermann, W.E., Birzle, H., Böttcher, D., Schwarz, Ch.: Pathologisch-anatomische Veränderungen unter Langzeitbeatmung. In: Lungenveränderungen bei Langzeitbeatmung, Wiemers K., Scholler, K.L. (Hrsg.), S. 5-13. Stuttgart: Thieme 1973

107. Modell, J.H.: Ventilation/perfusion changes during mechanical ventilation. Dis. Cest. *55*, 447 (1969)
108. Moore, R.L.: The volume of blood flow per minute through the lungs following collapse of the one lung by occlusion of its bronchus. Arch. Surg. *22*, 224 (1931)
109. Morgan, B.C., Guntherroth, W.G.: Pulmonary blood flow and resistance during acute atelectasis in intact dogs. J. Appl. Physiol. *28*, 609 (1970)
110. Nichol, J., Girling, F., Jerrard, W., Claxton, E.B., Burton, A.C.: Fundamental instability of the small blood vessels and critical closing pressures in vascular beds. Am. J. Physiol. *164* 330 (1951)
111. Nicotra, M.B., Stevens, P.M., Viroslav, J.V., Alvarez, A.A.: Physiologic evaluation of positive endexpiratory pressure ventilation. Chest *64*, 10 (1973)
112. Niden, A.H., Burrows, B., Barclay, W.R.: Effects of drugs on the pulmonary circulation and ventilation as reflected by changes in the arterial oxygen saturation. Circ. Res. *8*, 509 (1960)
113. Niden, A.H.: The acute effects of atelectasis on the pulmonary circulation. J. Clin. Invest. *43*, 810 (1964)
114. Nordström, L.: Hemodynamic effects of intermittent positive pressure ventilation with and without an endinspiratory pause. Acta Anaesth. Scand. *47*, 29 (1972)
115. Nunn, J.F.: Factors influencing the arterial oxygen tension during halothane anaesthesia with spontaneous respiration. Brit. J. Anaesth. *36*, 327 (1964)
116. Nunn, J.F.: Applied respiratory physiology. London: Butterworth 1975
117. Obdrzalek, J., Kay, J.C., Noble, W.H.: Effects of continuous positive pressure ventilation on pulmonary oedema, gas exchange and lung mechanics. Can. Anaesth. Soc. J. *22*, 399 (1975)
118. Overholt, R.H.: Air in the peritoneal cavity-its effect on the position of the diaphragm. Arch. Surg. *21*, 1282 (1930)
119. Permutt, S., Bromberger, B., Bane, H.N.: Alveolar pressure, pulmonary venous pressure and vascular waterfall. Med. Thorac. *19*, 239 (1962)
120. Philbin, D.M., Patterson, R.W., Baratz, R.A.: Continuous positive pressure ventilation and oxygen delivery. Brit. J. Anaesth. *44*, 667 (1972)
121. Pouleur, H., Jammin, P.M., Charlier, A.A.: Pulmonary blood volume and hemodynamic changes during steady lung inflations in dogs. Acta Anaesth. Scand. *17*, 253 (1973)
122. Powers, W.F., Swyer, P.R.: The peripheral hemodynamic effects of continuous positive transpulmonary pressure breathing in neonates free from cardiorespiratory disease. Pediatrics *56*, 203 (1975)
123. Powers, S.R.Jr., Mannal, R., Neclerio, M., English, M., Marr, C., Leather, R., Ueda, H., Williams, G., Custead, W., Dutton, R.: Physiologic consequences of positive endexpiratory pressure (PEEP) ventilation. Ann. Surg. *178*, 265 (1973)
124. Powers, S.R.Jr.: The use of positive endexpiratory pressure (PEEP) for respiratory support. Surg. Clin. N. Am. *54*, 1125 (1974)
125. Qvist, J., Pontoppidan, H., Wilson, R.S., Lowenstein, E., Laver, M.B.: Hemodynamic responses to mechanical ventilation with PEEP. Anesthesiology *42*, 45 (1975)
126. Rahn, H., Fahri, L.: Gaseous environnement and atelectasis. Fed. Proc. *22*, 1035 (1963)
127. Ramos, J.G., Rudomin, P.: On the dynamics of the lungs capillary circulation. Acta Physiol. Scand. *7*, 43 (1957)
128. Robertson, W.G., Fahri, L.E.: Rate of lung collapse after airway occlusion on 100% $O_2$ at various ambient pressures. J. Appl. Physiol. *20*, 228 (1965)
129. Rechester, D.F., Thomas, H.M.: Evaluation of shunt flow through nonventilated and gasfree alveoli in dogs. J. Appl. Physiol. *33*, 1 (1972)
130. Sackur, P.: Zur Lehre vom Pneumothorax. Z. Klin. Med. *29*, 25 (1896)
131. Sackur, P.; Weiteres zur Lehre von Pneumothorax. Arch. Pathol. Anat. Physiol. *150*, 151 (1897)
132. Said, S.I., Banerjee, C.M.: Venous admixture to the pulmonary circulation in human subjects breathing 100 per cent oxygen. J. Clin. Invest. *42*, 507 (1963)
133. Schapira, M., Daum, S.: Hemodynamics of the pulmonary circulation in patients on intermittent positive pressure breathing with a Bird respirator. Anesth. Analg. (Cleve) *53*, 31 (1974)
134. Scheinmann, M.M., Brown, M.A., Rapaport, E.: Critical asessment of use of central venous oxygen saturation as a mirror of mixed venous oxygen in severaly ill cardiac patients. Circulation *40*, 165 (1965)

135. Scherrer, M., Küng, J., Mösli, P.: Vergleich der mit dem IL-CO-Oxymeter Modell 182 und der nach van Slyke ermittelten $O_2$-Sättigung des Blutes. Einfluß von Methämoglobin und anderen Farbstoffen. Schweiz. Med. Wochenschr. *101,* 1399 (1971)
136. Scherrer, M., Bachofen, H.: The oxygen-combining capacity of hemoglobin. Anesthesiology *36,* 190 (1972)
137. Schorer, R., Piiper, J.: Herzzeitvolumen, venöse Beimischung und Atemtoträume bei Veränderungen des mittleren intrapulmonalen Drucks am künstlich beatmeten Hund. Pflügers Arch. *277,* 404 (1963)
138. Schulz, V., Schnabel, K.H.: Die Schocklunge. Internist *16,* 82 (1975)
139. Schulz, V., Schnabel, K.H., Erdmann, W.: Beatmung mit positivem endexspiratorischem Druck. Funktionsdiagnostische Untersuchungen und klinische Erfahrungen. Intensivmedizin *12,* 153 (1975)
140. Shubrooks, S.J.Jr.: Positive pressure breathing as a protective technique during + $G_Z$-acceleration. J. Appl. Physiol. *35,* 294 (1973)
141. Sill, V., Siemsen, S.: Hämodynamische Nebenwirkungen bei der Beatmung mit positivem endexspiratorischem Druck. Anaesthesist *21,* 305 (1972)
142. Smith, D.E., Virgilio, R.W., Trimble, Cl., Fosbury, R.G.: Comparison of venous sampling sites for intrapulmonary shunt determinations in the critically ill patient. J. Surg. Res. *14,* 319 (1973)
143. Splisgardt, H.: Störungen der $CO_2$-Elimination durch pulmonale Kurzschlußperfusion. Inauguraldissertation, Köln 1974
144. Standfuss, K.: Der alveoläre Kohlendioxiddruck als Zeitfunktion und die Physiologie der Totraumvariabilität. Habilitationsschrift, Köln 1971
145. Standfuss, K., Imig, H., Kämmerer, H.: Postoperative Beatmung und Operationsindikation. In: Indikation zur Operation Heberer, G., Hegemann, G. (Hrsg.), S. 22-25, Berlin, Heidelberg, New York: Springer 1974
146. Steinbereithner, K., Krenn, J., Schertler, R., Vecsei, V., Bauer, E.: Bronchopulmonale Infektion als Komplikation der Langzeitbeatmung. In: Lungenveränderungen bei Langzeitbeatmung, Wiemers, K., Scholler, K.L. (Hrsg.), S. 52-63. Stuttgart: Thieme 1973
147. Suter, P.M., Fairley, H.B., Isenberg, M.D.: Optimum endexpiratory airway pressure in patients with acute pulmonary failure. New Engl. J. Med. *292,* 284 (1975)
148. Sykes, M.K., Adams, A.P., Finlay, W.E.J., Mc Cormick, P.W., Economides, A.: The effect of variations in endexpiratory inflation pressure on cardiorespiratory function in normo-, hypo- and hypervolaemic dogs. Brit. J. Anaesth. *42,* 669 (1970)
149. Thomas, L.J., Griffo, Z.J., Roos, A.: Effect of negative-pressure inflation of the lung on pulmonary vascular resistance. J. Appl. Physiol. *16,* 451 (1961)
150. Trichet, B., Falke, K., Togut, A., Laver, M.B.: The effect of preexisting pulmonary vascular disease on the response to mechanical ventilation with PEEP following open-heart surgery. Anesthesiology *42,* 57 (1975)
151. Wearn, J.T., Ernstene, A.C., Bromer, A.W., Barr, J.S., German, W.J., Zschieschke, L.J.: The normal behavior of the pulmonary blood vessels with observations on the intermittence of the flow of blood in the arteriols and capillaries. Am. J. Physiol. *103,* 236 (1934)
152. Weiss, R.: Über die Durchblutung der Kollapslunge beim experimentellen Pneumothorax. Z. Ges. Exp. Med. *53,* 138 (1926)
153. West, J.B., Dollary, C.T., Naimark, A.: Distribution of blood flow in isolated lung. Relation to vascular and alveolar pressures. J. Appl. Physiol. *19,* 713 (1964)
154. Whittenberger, J.L.: Artifical respiration. Physiol. Rev. *35,* 611 (1955)
155. Whittenberger, J.L., Mc Gregor, M., Berglund, E., Borst, H.G.: Influence of state of inflation of the lung on pulmonary vascular resistance. J. Appl. Physiol. *15,* 878 (1960)
156. Williams, M.H.JR.: Relationship between pulmonary artery pressure and blood flow in the dog lung. Am. J. Physiol. *179,* 243 (1954)
157. Williams, M.H.JR.: Hypoxemia due to venous admixture in cirrhosis of the liver. J. Appl. Physiol. *15,* 253 (1960)
158. Wilson, R.F., Kafi, A., Asuncion, Z., Walt, A.J.: Clinical respiratory failure after shock or trauma. Arch. Surg. *98,* 539 (1968)
159. Wilson, R.F., Larned, P.A., Corr, J.J., Sarver, E.J., Barrett, D.M.: Physiologic shunting in critically ill or injured patients. J. Surg. Res. *10,* 571 (1970)

160. Wolff, G., Grädel, R., Rist, M., Burkart, F.: Einfluß der inspiratorischen Sauerstoffkonzentration auf den intrapulmonalen Rechts-Linksshunt. Thoraxchirurgie *18*, 356 (1970)
161. Woodson, R.D., Raab, D.W., Ferguson, D.J.: Pulmonary hemodynamics following acute atelectasis. Am. J. Physiol. *205*, 53 (1963)
162. Yakaitis, R.W., Thomas, J.D., Makaffey, J.E.: Effects of intraoperative PEEP on postoperative arterial oxygenation. Anesth. Analg. (Cleve) *54*, 427 (1975)

# Anaesthesiologie und Intensivmedizin
# Anaesthesiology and Intensive Care Medicine

**95 Mobile Intensive Care Units**
Advanced Emergency Care Delivery Systems
Edited by R. Frey, E. Nagel, P. Safar
Assistant Editors: P. Rheindorf, P. Sands
1976. 67 figures. XV, 271 pages
(61 pages in German)
ISBN 3-540-07561-5

**98 Intraaortale Ballongegenpulsation**
Experimentelle Untersuchungen zur Frage des Wirkungsspektrums und der klinischen Indikation
Von E. R. de Vivie
1976. 42 Abbildungen, 8 Tabellen. X, 96 Seiten
ISBN 3-540-07776-6

**100 Anaesthesie und ärztliche Sorgfaltspflicht**
Von H. W. Opderbecke
1978. 1 Tabelle. IX, 124 Seiten
ISBN 3-540-08976-4

**101 Myokarddurchblutung und Stoffwechselparameter im arteriellen Blut bei Hämodilutionsperfusion**
Von D. Regensburger
1976. 20 Abbildungen, 14 Tabellen. VII, 75 Seiten
ISBN 3-540-07877-0

**102 Coronarinsuffizienz, Pathophysiologie und Anaesthesieprobleme bei der Coronarchirurgie**
Bericht des Workshops am 23. und 30. Juni 1975 in Düsseldorf/Amsterdam
Herausgegeben von M. Zindler, R. Purschke
1977. 79 Abbildungen, 19 Tabellen.
XIII, 166 Seiten
ISBN 3-540-08015-5

**103 Fettemulsionen in der parenteralen Ernährung**
Symposion im Juni 1976 in Stockholm
Herausgegeben von A. Wretlind, R. Frey, K. Eyrich, H. Makowski
1977. 95 Abbildungen. 33 Tabellen. X, 222 Seiten
ISBN 3-540-08104-6

**104 Die akute normovolämische Hämodilution in klinischer Anwendung**
Von A. J. Coburg
1977. 21 Abbildungen, 17 Tabellen. XI, 89 Seiten
ISBN 3-540-08025-2

**105 Lungenveränderungen während Dauerbeatmung**
Von H. Reineke
1977. 26 Abbildungen, 7 Tabellen. VII, 56 Seiten
ISBN 3-540-08101-1

**106 Etomidate**
An Intravenous Hypnotic Agent
First Report on Clinical and Experimental Experience
Edited by A. Doenicke
1977. 59 figures, 16 tables. XI, 155 pages
ISBN 3-540-08485-1

**107 Die kontrollierte Hypotension mit Nitroprussidnatrium in der Neuroanaesthesie**
Von K. Huse
1977. 9 Abbildungen, 38 Tabellen. IX, 98 Seiten
ISBN 3-540-08218-2

**108 Transcutane Sauerstoffmessung**
Methodik und klinische Anwendung
Von K. Stosseck
1977. 31 Abbildungen, 6 Tabellen. VIII, 68 Seiten
ISBN 3-540-08481-9

**109 20 Jahre Fluothane**
Herausgegeben von E. Kirchner
1978. 151 Abbildungen, 56 Tabellen.
XVIII, 343 Seiten. (18 Seiten in Englisch)
ISBN 3-540-08602-1

**110 Neue Untersuchungen mit Gamma-Hydroxibuttersäure**
Herausgegeben von R. Frey
1978. 63 Abbildungen, 34 Tabellen. XIII, 149 Seiten
(79 Seiten in Englisch)
ISBN 3-540-08724-9

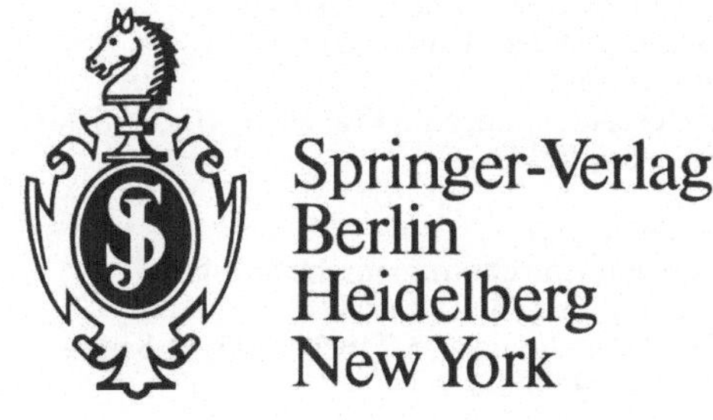

# Anaesthesiologie und Intensivmedizin Anaesthesiology and Intensive Care Medicine

**111 Anaphylaktoide Reaktionen**
nach Infusion natürlicher und künstlicher Kolloide
Von J. Ring
Geleitwort von K. Messmer und R. Frey
1978. 65 Abbildungen, 84 Tabellen. XV, 202 Seiten
ISBN 3-540-08753-2

**112 Kreislaufproblematik und Anaesthesie bei geriatrischen Patienten**
Von G. Haldemann
1978. 24 Abbildungen, 3 Tabellen. VIII, 55 Seiten
ISBN 3-540-08785-0

**113 Regionalanaesthesie in der Geburtshilfe**
Unter besonderer Berücksichtigung von Carticain
Herausgegeben von L. Beck, K. Strasser, M. Zindler
1978. 19 Abbildungen, 24 Tabellen. IX, 94 Seiten
ISBN 3-540-08828-8

**114 Zur funktionellen Beeinflussung der Lunge durch Anaesthetica**
Von B. Landauer
Geleitwort von E. Kolb
1979. 53 Abbildungen, 61 Tabellen. XV, 155 Seiten
ISBN 3-540-09042-8

**115 Zum Problem der Aspiration bei der Narkose**
Intraluminales Druckverhalten im Oesophagus-Magen-Bereich
Von G. Sehhati-Chafai
1979. 27 Abbildungen, 55 Tabellen. X, 99 Seiten
ISBN 3-540-09162-9

**117 Der Einfluß von Anaesthetica auf die Kontraktionsdynamik des Herzens**
Tierexperimentelle Untersuchungen
Von K.-J. Fischer
1979. 181 Abbildungen, 33 Tabellen. XII, 276 Seiten
ISBN 3-540-09143-2

**118 Dobutamin**
Eine neue sympathomimetische Substanz
Herausgegeben von H. Just
1978. 56 Abbildungen, 6 Tabellen. XI, 81 Seiten
ISBN 3-540-09077-0

**119 Sympathico-adrenerge Stimulation und Lungenveränderungen**
Von G. Metz
1979. 40 Abbildungen, 11 Tabellen. VIII, 90 Seiten
ISBN 3-540-09168-8

**120 Äthylenoxid-Sterilisation**
Von E. G. Star
1979. 2 Abbildungen, 4 Tabellen. VIII, 43 Seiten
ISBN 3-540-09294-3

**121 Zur Herzwirkung von Inhalationsanaesthetica**
Der isolierte Katzenpapillarmuskel als Myokard-Modell
Von H. P. Siepmann
1979. 14 Abbildungen, 5 Tabellen. VIII, 63 Seiten
ISBN 3-540-09230-7

**122 Coronare Herzkrankheit**
Physiologische, kardiologische und anaesthesiologische Aspekte
Weiterbildungskurs für Anaesthesieärzte am 10. Juni 1978 in Wuppertal
Herausgegeben von J. Schara
1979. 62 Abbildungen, 15 Tabellen. Etwa 100 Seiten
ISBN 3-540-09416-4

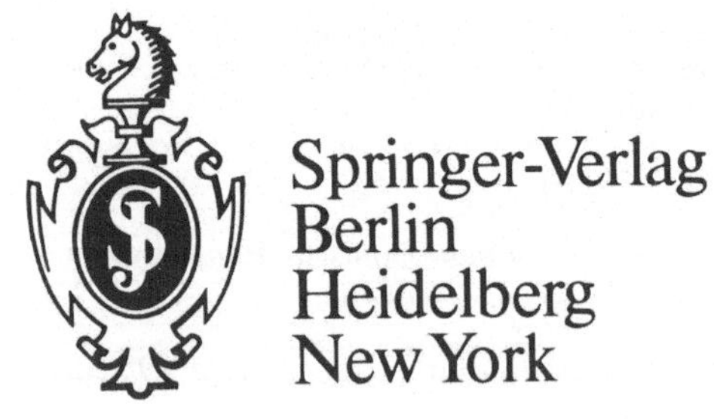
Springer-Verlag
Berlin
Heidelberg
New York